Bibliografische Information der Deutschen Nationalbibliothek:

Die Deutsche Nationalbibliothek verzeichnet diese Publikation in der Deutschen Nationalbibliografie; detaillierte bibliografische Daten sind im Internet über http://dnb.d-nb.de abrufbar.

Impressum:

Copyright © 2013 ScienceFactory

Ein Imprint der GRIN Verlags GmbH

Druck und Bindung: Books on Demand GmbH, Norderstedt, Germany

Coverbild: pixabay.com

Demenz –
Der Kampf gegen das Vergessen

Thomas Braun: Die (Alters-) Krankheit Demenz aus neurowissenschaftlicher Perspektive – Ein Überblick über das Erscheinungsbild und den Verlauf der Demenz, insbesondere der Demenz vom Alzheimer-Typ 7

    Einleitung 8

    Begriffliche Einordnung von Demenz 9

    Arten von Demenz 9

    Demenz vom Alzheimer Typ 12

    Neurobiologische Grundlagen der Demenz von Alzheimer Typ 15

    Therapeutische Überlegungen bezüglich der DAT 20

    Schlussbemerkungen 21

    Literaturverzeichnis 25

Valerie Grimm: Möglichkeiten und Herausforderungen bei der Versorgung von Demenz-Patienten im Pflege- und Gesundheitssektor 27

    Einleitung 28

    Demenz 30

    Betreuung und Pflege von Demenzkranken 54

    Palliative Care in der Geriatrie und Gerontopsychiatrie 90

    Das Pflege-Neuausrichtungs-Gesetz – Höhere Leistungen für Demenzkranke? 105

    Schlussfolgerung und Ausblick 109

    Literatur 117

Christian Schneider: Die Beschreibung des Konzeptes der „Basalen Stimulation" anhand der Erkrankung Demenz *125*

    Einleitung 126

    Methode 127

    Entstehung der basalen Stimulation 127

    Begriffserklärung 127

    Patientengruppe für basale Stimulationsangebote 128

    Zentrale Ziele der basalen Stimulation 128

    Stimulationsangebote und Wahrnehmungsfähigkeiten 132

    Diskussion 136

    Zusammenfassung 137

    Literaturverzeichnis 138

Cornelia Suchan: Biografiearbeit bei Menschen mit Demenz *141*

    Einleitung 142

    Biografiearbeit und biografische Grundhaltung 143

    Der Begriff Demenz 146

    Biografieorientierte Ansätze in der Arbeit mit Demenzkranken .. 151

    Fazit 158

    Literaturverzeichnis 162

Thomas Braun:
Die (Alters-) Krankheit Demenz aus neurowissenschaftlicher Perspektive – Ein Überblick über das Erscheinungsbild und den Verlauf der Demenz, insbesondere der Demenz vom Alzheimer-Typ

Einleitung

Jeder kennt das Vergessen. Jeder stellte sich selbst schon einmal Fragen wie: „Hab ich die Rechnung bezahlt? Was hatte ich vor? Wo sind meine Hausschuhe?".

Doch was ist wenn das Vergessen zum Alltag wird? Wenn das Gehirn nicht mehr fähig ist sich Sachen zu merken und andere Aufgaben auszuführen? Diese Phänomene sind längst keine Ausnahme mehr. Mehr als 10% der über 75jährigen und 20-50% der über 85jährigen Menschen sind davon betroffen.[1] Die Rede ist von der Krankheit Demenz. Menschen die daran leiden werden von zunehmenden Störungen von Erkennen, Gedächtnis, Orientierung, Denken und weiteren Fähigkeiten gequält.[2]

Da das durchschnittliche Lebensalter aufgrund des medizinischen Fortschritts ständig steigt, stellen Demenzerkrankungen und vor allem die Alzheimersche Krankheit ein immer größer werdendes Problem dar. „Demenz ist eine Krankheit, die den Menschen bei seiner höchsten Gabe packt, dem Verstand."[3]

Die folgende Arbeit soll einen Überblick über das Erscheinungsbild und den Verlauf dieser Krankheit, speziell der Demenz vom Alzheimer Typ (DAT), geben. Nach einer kurzen Definition von Demenz sollen die verschieden Arten abgegrenzt werden. Daraufhin möchte ich näher auf die Alzheimerkrankheit eingehen, wobei mögliche Ursachen, Symptome und Phasen beschrieben werden. Ferner soll eine Beschreibung der neurobiologischen Grundlagen der DAT erfolgen und kurz auf therapeutische Überlegungen bezüglich der Alzheimerschen Krankheit eingegangen werden.

---

[1] Siehe Anlage 1: Altersabhänge Häufigkeit der Demenz.

[2] Vgl. Krämer (1993, S. 15f).

[3] Furtmayr-Schuh (1992, S. 23).

Begriffliche Einordnung von Demenz

Das Wort Demenz, auch *Dementia*, stammt aus dem Griechischem und bedeutet soviel wie „ohne Geist".[4] Demenz wird definiert als „eine durch äußere Einflüsse hervorgerufene Form organischer Hirnschädigungen, die den teilweisen oder fast vollständigen Verlust einst besessener intellektueller Fähigkeiten beinhaltet".[5] Typisch für Demenzen sind Gedächtnis- und Verhaltensstörungen. Vor geraumer Zeit wurde sie (fälschlicherweise) auch als „Zerebralsklerose", „Verkalkung" oder „Senilität" bezeichnet.[6] Das Schwinden der kognitiven[7] Fähigkeiten geschieht dabei chronisch fortschreitend und degenerativ. Somit erfolgt eine Abgrenzung zu angeborenen geistigen Behinderungen. Obwohl mit höherem Alter auch die Wahrscheinlichkeit einer Demenzerkrankung steigt, gehören die Beschwerden ebenso nicht zu der normalen Altersentwicklung. Aufgrund dessen sind die Patienten behandlungsbedürftig und eine rechtzeitige Behandlung kann die Schwere der Erkrankung abmildern. Doch ist Demenz nicht direkt als einzelne Krankheit zu verstehen, sondern als Überbegriff für viele Krankheiten bei denen mehrere Beschwerden kombiniert sind. Auf die wichtigsten Arten bzw. Unterteilungen soll im folgenden Abschnitt eingegangen werden.

Arten von Demenz

Streng genommen beschreibt der Begriff Demenz das Syndrom des Verlustes geistiger Fähigkeiten. Ein Syndrom wiederum ist durch diverse Krankheitszeichen charakterisiert, welche ein bestimmtes Krankheitsbild formen. Man unterscheidet primäre (hirnorganische) und sekundäre (nicht-hirnorganische) Demenzformen. Primäre Demenzformen machen 90 Prozent aller Demenzfälle bei über 65-jährigen aus. Zu ihnen zählen die Demenz vom Alzheimer Typ und vaskuläre Demenzen sowie Mischformen dieser beiden.[8]

---

[4] Abgeleitet aus dem Lateinischem (de: ohne; mens: Geist, Verstand).

[5] „Demenz." Microsoft® Lernen und Wissen 2006 [DVD]. Microsoft Corporation, 2005.

[6] Vgl. Krämer (1993, S. 56).

[7] Das Erkennen, das Wahrnehmen betreffend.

[8] Vgl. www.alzheimerinfo.de (Stand: 26.11.2005).

Die am Häufigsten auftretende Form primärer Demenzen ist die Alzheimersche Krankheit, deren Bezeichnung auf den bayrischen Psychiater Alois Alzheimer zurückgeht.[9] Da im Verlauf dieser Arbeit noch spezieller auf die Alzheimersche Krankheit eingegangen werden soll, möchte ich zunächst andere Demenzformen beschreiben.

Die zweithäufigste Art ist die Multiinfarktdemenz (MID). Diese Erkrankungen sind, wie der Name schon sagt, hauptsächlich durch viele kleinere, immer wieder auftretende Hirndurchblutungsstörungen (Infarkte) geprägt und werden deshalb auch als zerebrovaskuläre bzw. gefäßbedingte Demenzen beschrieben. Die zerebralen Infarkte unterschiedlichen Ausmaßes nehmen im Krankheitsverlauf ständig zu, wodurch nach und nach das Hirngewebe zerstört wird. Da gesunde Teile des Gehirns die Aufgaben geschädigter Gehirnareale zum Teil übernehmen können, wird die Krankheit oft erst in späten Stadien bemerkt.[10] Zum Zeitpunkt der Diagnose kann schon mehr als ein Drittel des Gehirns geschädigt sein. Im Unterschied zur Alzheimerschen Krankheit, die schleichend verläuft, ist der Verlauf der Multiinfarktdemenz zumindest am Anfang stufenförmig zu beschreiben. Durch jeden Schlaganfall wird ein neuer Teil des Gehirns zerstört und somit die Hirnleistung um eine weitere Stufe verschlechtert. Im weitern Krankheitsverlauf ist sie allerdings nur schwer von der Demenz vom Alzheimer Typ zu unterscheiden. Im Falle dass keine weiteren Infarkte auftreten, stagniert die Krankheit auf einer bestimmten Stufe. Es ist sogar möglich, dass sich das Krankheitsbild verbessert.[11] Als Risikofaktoren gelten vor allem „Myokardinfarkte und andere kardial bedingte Krankheiten (z.B. Angina pectoris), bei denen die Arteriosklerose mitwirkt, Hypertonie und periphere vaskuläre Erkrankungen, Diabetes mellitus, transitorische ischämische Attacken, aber auch Übergewicht und Nikotingenuss".[12] Auf diese Risikofaktoren richtet sich die medizinische Behandlung der Multiinfarktdemenz. Des Weiteren wird mit durchblutungsfördernden Maßnahmen versucht die Durchblutungsstörungen zu behandeln. Diese Maßnahmen sollen die Fließeigenschaften des Blutes oder die Verwertung von

---

[9] Vgl. Furtmayr-Schuh (1992, S. 31).

[10] Vgl. Reinbold (1993, S. 11).

[11] Vgl. Furtmayr-Schuh (1992, S. 30f).

[12] Denzler et. al. (1989, S. 44).

Zucker und Sauerstoff im Gehirn verbessern.[13] Die Mischformen der primären Demenz sind eine Kombination aus neurodegenerativen, wie sie bei der Alzheimer Demenz auftreten, und vaskulären Veränderungen des Gehirns.

Sekundäre Demenzen beschreiben im Gegensatz zu Primären, Demenzen als Folge anderer Erkrankungen. Beispielsweise können nicht-hirnorganische Demenzen durch Hirngeschwulste, einer Herz-Kreislauf-Erkrankung oder einer Hirnverletzung hervorgerufen werden. Aber auch Gifte wie Alkohol oder andere Drogen, sowie Arzneistoffe können dazu führen. Die geistige Leistungsfähigkeit normalisiert sich in den meisten Fällen wieder, wenn die Grunderkrankung wirksam behandelt wird, Verletzungen geheilt sind oder Gifte das Gehirn nicht mehr belasten.[14]

Depressive Erkrankungen, bei denen Gedächtnis- und Konzentrationsprobleme auftreten, sind von dementiellen Erkrankungen abzugrenzen, obwohl eine Unterscheidung auch für Fachleute recht schwierig ist. Die als „Pseudodemenz" bezeichneten depressiven Erkrankungen sind durch ein ähnliches Verhaltensbild gekennzeichnet wie Demenzkrankheiten. So reagieren an Pseudodemenz erkrankte Menschen ebenso mit Interesselosigkeit, depressiven Gefühlszuständen und Rückzug. Wird die Erkrankung falsch diagnostiziert, können einige Medikamente, wie Beruhigungsmittel oder Neuroleptika, die zur Linderung von Demenzen verabreicht werden, depressive Symptome sogar verstärken.[15] Meist kann aber durch längere Beobachtung der Patienten eine eventuelle Psychodemenz erkannt werden, da sie in der Regel den Beginn ihrer Gedächtnisprobleme genau angeben können und auch selbst merken, dass ihr Gedächtnis nachlässt.

Dies war nur ein Auszug der wichtigsten Demenzformen. Eine allgemeine Beschreibung zur Diagnose von Demenz liefert der internationale Standard des "Diagnostischen und statistischen Manuals psychischer Störungen" (DSM). Hiernach wird Demenz diagnostiziert, „wenn mehrere kognitive Defizite vorliegen, die sich zeigen in:

---

[13] Vgl. Reinbold (1993, S. 17).

[14] Vgl. www.alzheimerinfo.de (Stand: 26.11.2005).

[15] Vgl. Reinbold (1993, S. 18f).

Gedächtnisbeeinträchtigung *plus* mindestens *eine der folgenden Störungen*
- Aphasie: Störung der Sprache
- Apraxie: beeinträchtigte Fähigkeit, motorische Aktivitäten auszuführen
- Agnosie: Unfähigkeit, Gegenstände zu identifizieren bzw. wiederzuerkennen
- Störung der Exekutivfunktionen, d.h. Planen, Organisieren, Einhalten einer Reihenfolge."[16]

Das größte gesundheits- und forschungspolitische Problem stellt jedoch die Demenz vom Alzheimer Typ dar, welche in den nächsten Abschnitten näher beschrieben wird.

Demenz vom Alzheimer Typ

Alois Alzheimer untersuchte um 1900, während seiner Tätigkeit an einer Frankfurter Klinik, eine 51jährige Frau, die eine rasch zunehmende Gedächtnisschwäche entwickelt hatte. Nach längerer Beobachtung erkannte er zudem agraphische, aphasische und apraktische Erscheinungen, bis die Frau schließlich viereinhalb Jahre später starb. Die Hirnautopsie, die Alois Alzheimer nach dem Tod der Patienten durchführte, zeigte neben einer allgemeinen diffusen Schrumpfung ihres Hirns und einem Verlust an Ganglienzellen[17] viele hirnpathologische Veränderungen. Unter dem Titel „über einen eigenartigen Erkrankungsprozess der Hirnrinde" berichtete er auf der 37. Tagung der Südwestdeutschen Irrenärzte darüber. Schon wenige Jahre später wurde seine Beobachtung als Krankheit anerkannt und mit „Alzheimersche Krankheit" bezeichnet.[18] Seit dato gab es einige Debatten über den Zusammenhang von höherem Alter und der Demenz vom Alzheimer Typ (DAT). Aufgrund dessen wird sie heute bezüglich des Krankheitsbeginns in zwei Kategorien unterteilt: Die präsenile (PSDAT) und senile Demenz vom Alzheimer Typ (SDAT). Da der Verlauf und die organischen Veränderungen dieser Arten im weiteren Sinne

---

[16] Leitlinie Demenz. Entwickelt durch das medizinische Wissensnetzwerk der Universität Witten/Herdecke. Http://www.evidence.de.

[17] Nervenknoten, in dem die Zellkörper mehrerer Nervenzellen eng aneinander liegen und die meist von Bindegewebe umgeben sind.

[18] Vgl. Kisker et. al. (1989, S. 158).

gleich sind, wird im Folgenden nur auf die allgemeine Form der DAT eingegangen. Charakteristisch für Alzheimer ist, neben dem Hirnschwund[19], ein kontinuierlicher und progressiver Abbau intellektuell-kognitiver und sozialer Leistungen. So kommt es zu Vergesslichkeit, Sprach- und Wortfindungsstörungen bis zu einen vollständigen Verlust der Sprache und einem „Dahinleben" ohne reflektierendes Bewusstsein, wobei bemerkt werden muss, dass keinesfalls ein Verlust des Bewusstseins mit Alzheimer einhergeht.[20]

Mögliche Ursachen

Die Ursachen der Alzheimerschen Krankheit sind bis heute noch ungeklärt. Auch die Diagnose kann erst nach dem Tode durch eine Hirnuntersuchung anhand einer Ausschlussdiagnose (alle möglichen anderen Ursachen der Symptome werden ausgeschlossen) erfolgen. In der Forschung werden einige ätiologische (ursächliche) Faktoren diskutiert.[21] Hauptsächlich werden dabei genetische, toxische und infektiöse Risikofaktoren, sowie weitere Einflüsse wie beispielsweise Hirntraumen, Geschlecht oder Alter beschrieben.[22] Ob Erblichkeit eine Rolle spielt wurde schon in vielen Studien untersucht. Weil nur bei ungefähr einem Drittel der näheren Verwandten der Patienten eine überzufällige Häufung der Krankheit auftrat und diese zudem meist in einer ähnlichen Umwelt lebten, kann eine eindeutige Zuordnung von Erblichkeit als Ursache nicht erfolgen.[23] Allerdings ist die Annahme auch nicht abzuwenden. Bei Beobachtungen von Menschen, die an Trisomie21 leiden, weisen etwa 97 Prozent Zeichen einer Alzheimerschen Krankheit auf, wenn sie älter als 40 Jahre werden. Virusähnliche Strukturen oder Krankheits-Erreger können daher ebenfalls Ursache sein. Solche Erreger sind in der Lage Chromosomen zu verändern und außerdem weiß man, dass die zum Teil ähnliche Creutzfeld-Jakob-Krankheit durch die Übertragung eines Erregers hervorgerufen wird. Es gibt auch Überlegungen, dass Körpereigene oder Umwelt-Gifte (Toxine) für die DAT eine Rolle spielen. Im Gehirn einiger Erkrankten konnten erhöhte Aluminiumwerte nachgewiesen werden. Durch das Aluminium kommt es

---

[19] Siehe Anlage 2: Gehirn mit Alzheimer-Krankheit.

[20] Vgl. Denzler et. al. (1989, S. 33).

[21] Siehe Anlage 3: Mögliche Ursachen der Alzheimerschen Demenz.

[22] Vgl. Gutzmann (1992, S. 51).

[23] Vgl. Reinbold (1993, S. 20f).

möglicherweise zu einer erhöhten Durchlässigkeit der als Blut-Hirn-Schranke bezeichneten Schutzhaut, die das Gehirn vor schädlichen Stoffen im Organismus schützt. Da aber bei den meisten Patienten keine erhöhten Aluminiumwerte festgestellt wurden, ist dieser Ansatz höchstwahrscheinlich nicht richtig. Mögliche Gifte können auch Lösungsmittel oder Medikamente, wie das Schmerzmittel Phenacetin sein. Bei der Alzheimerkrankheit liegt eine Störung der cholinergen Übertragung vor. Demzufolge könnten Störungen der chemischen Transmitter (Überträgerstoffe) als Ursache gelten. Weiterhin werden Durchblutungs- oder Stoffwechselstörungen, eine nachlassende Funktion des Nervensystems, Auto-Immunprozesse[24], sowie soziale Schicht und Bildung, Alter der Eltern, Rauchen, falsche Ernährung oder Psychische Störungen von diversen Forschern als (mit-)verursachende Faktoren angesehen.[25] Am wahrscheinlichsten ist, dass mehrere der aufgezählten und vielleicht noch andere Ursachen zusammen eine DAT hervorrufen können.

Symptome und Phasen

Die Dauer der Alzheimerschen Krankheit beträgt im Durchschnitt sechs bis acht Jahre. Je höher das Eintrittsalter, desto geringer ist die Lebenserwartung. So beträgt die Lebenserwartung bei einem Eintrittsalter von unter 65 Jahren durchschnittlich 9 Jahre und bei einem Eintrittsalter von über 80 Jahren etwa 5 Jahre. Allerdings ist der Schwankungsbereich von zwei bis zwanzig Jahren sehr groß.[26] In dieser Zeit schreitet die Krankheit, nach einem langsamen Beginn, schleichend fort und führt schließlich durch „hinzutretende Komplikationen wie Lungenentzündung, Unterernährung, Austrocknung oder Infektionen infolge einer Schwächung des Immunsystems"[27] zum Tod. Es gab viele Vorschläge zur funktionellen Stadien-Einteilung der DAT. Das von Sjögren 1952 vorgeschlagene Dreistufenmodell ist wohl das geläufigste in der Wissenschaft.[28] Hiernach beschreib die Stufe I den Beginn der Krankheit. In dieser Phase bemerken die Angehörigen meist abnormale Veränderungen der Erkrankten,

---

[24] Dabei bildet das Immunsystem des Körpers Antikörper gegen körpereigene Gewebebestandteile.

[25] Vgl. Krämer (1993, S. 28ff).

[26] Vgl. ders.: S. 88.

[27] Reinbold (1993, S. 25).

[28] Vgl. Gutzmann (1992, S. 23).

indem diese an Interesselosigkeit leiden, vergesslicher werden, langsam die zeitliche und örtliche Orientierung verlieren, die Rechenfähigkeit und Wortfindung nachlässt sowie das Urteilsvermögen abnimmt. Das Kurzzeitgedächtnis ist ebenfalls gestört. In Stufe II überwiegt motorische Unruhe und Irritabilität. Es lassen sich eindeutige aphasische Sprachstörungen erkennen und die bei Stufe I beschriebenen Symptome verschlechtern sich weiter. Einfache Alltagsprobleme werden für die Betroffenen zu unüberwindbaren Problemen. Zudem ist das gesamte Gedächtnis gestört. Die dritte und letzte Stufe ist durch Ess- und Schluckstörungen sowie massivste intellektuelle Ausfälle gekennzeichnet. Die motorische Unruhe nimmt ab und es kommt zu Immobilität und Antriebslosigkeit. Neurologisch lassen sich vielfältige Primitivreflexe, zunehmende Rigidität (Unnachgiebigkeit) und Gangstörungen beobachten. Die Kranken nehmen ihre Umwelt nicht mehr bewusst wahr, verlieren die Kontrolle über Stuhlgang und Wasserlassen, wissen nicht mehr ob Tag oder Nacht ist und stehen ohne Hilfe nicht mehr aus dem Bett auf.[29] Da diese Einteilung doch recht grob ist, versuchten einige Forscher den Krankheitsverlauf weiter zu differenzieren. Reisberg et. al. schlug 1985 das „Global Deterioration Scale (GDS) vor, wobei er die Alzheimersche Krankheit in sieben Stufen einteilte.[30] Eine genaue, auf alle Patienten zutreffende Disposition existiert bis heute noch nicht und ist aufgrund individueller Unterschiede auch nicht erreichbar. Jedoch lassen sich relativ ähnliche Veränderungen im Körper und speziell im Gehirn der Patienten erkennen.

Neurobiologische Grundlagen der Demenz von Alzheimer Typ

Die medizinische Forschung bemüht sich seit langem die genauen biologischen Ursachen der Krankheit herauszufinden. Würden diese Ursachen bekannt sein, könnte man wirkungsvolle Behandlungsmethoden entwickeln und möglicherweise sogar eine Heilung der Demenz vom Alzheimer Typ erreichen.[31] In diesem Abschnitt möchte ich einige physikalische und chemische Hirnveränderungen, die schon gefunden werden konnten, beschreiben. Das Gehirn besteht von Außen betrachtet aus Kleinhirn, Schläfen-(Temporal-), Frontal-(Stirn-) und Scheitel-(Parietal-) Lappen. Im Inneren des Hirns liegt das

---

[29] Vgl. Krämer (1993, S. 87).

[30] Siehe Anlage 4: Stadieneinteilung der Alzheimer Krankheit nach Reisberg.

[31] Vgl. Gruetzner (1992, S. 209).

limbische System. Das limbische System besteht wiederum aus einer Vielzahl von Strukturen. Unter anderem finden sich hier die Fornix, Hippocampus, Gyrus cinguli, Amygdala, dem parahippokampalen Gyrus sowie Teile des Thalamus.[32] Das von der Alzheimerkrankheit zuerst befallene Teil des Gehirns, ist der Hippocampus, welcher für die Bildung des Langzeit- und Kurzzeitgedächtnisses eine wichtige Rolle spielt, da diese hier lokalisiert sind. Er stellt sozusagen einen Schaltpunkt dar, der gezielt Informationen an andere Hirnteile weiterleitet. Die Zerstörung des Hippocampus weitet sich im weiteren Krankheitsverlauf auf die Hirnlappen aus. So weisen tieferliegende Anteile des Scheitel-, Schläfen- und Frontallappens Zellveränderungen und später eine zunehmende Schrumpfung (Atrophie) auf.[33] Der Scheitellappen ist zuständig für die Steuerung von Sinnesfunktionen wie Temperatur, Körpergefühl, Berührung, Geschmack und die Wahrnehmung von räumlichen Beziehungen. Die räumliche Desorientierung, unkoordinierten Bewegungen und Störungen der Mustererkennung von Alzheimerkranken ist also auf die Schädigung dieses Hirnareals zurückzuführen. In dieser Region des Gehirns findet ebenfalls das Rechnen und Lesen statt. Der Schläfenlappen erfüllt unter anderen die Funktionen des Hörens, des Sprachverständnisses, der Sprachbildung, des Gedächtnisses und des Gehens. Gemeinsam mit dem limbischen System beeinflusst der Temporallappen, Emotionen wie Angst, Freude oder Ärger. Die Antriebslosigkeit, Persönlichkeitsveränderungen und Verhaltensänderungen von Alzheimerpatienten beruhen auf einer Störung des Frontallappens. Dieses Gehirnareal unterstützt die Kontrolle des Gemüts, Feinmotorik, Zukunftsplanung, sowie Ziel- und Prioritätensetzung. Im limbischen System, welches Verhalten und Gefühle beeinflusst, wird weiterhin die Amygdala (Mandelkerne) durch die DAT stark geschädigt. Die Amygdala ist hauptsächlich an dem Erleben von Gefühlen beteiligt.[34] Andere Hirnabschnitte des Gehirns, die für die Grundfunktionen wie Hören, Sehen, Schmerz- und Berührungswahrnehmung verantwortlich sind, bleiben nach einem Ausbruch der Krankheit relativ lange Zeit erhalten. Die wohl wichtigsten Teile des Hirns, die ebenfalls betroffen sind, stellen die Neuronen (Nervenzellen) dar. Im Hirn

---

[32] Siehe Anlage 5: Anatomie des Gehirns.

[33] Vgl. Krämer (1993, S. 40).

[34] Vgl. Gruetzner (1992, S. 212ff).

finden sich Milliarden solcher Neuronen. Sie „können als die Kommunikationsvermittler zwischen den verschiedenen Hirnanteilen und dem Rest des Körpers gesehen werden."[35]

Physikalische Auffälligkeiten

Die bei der DAT auftretenden physikalischen Auffälligkeiten beschreiben die abnormalen, feingeweblichen Strukturveränderungen im Gehirn, welche die oben beschriebenen Teile betreffen. Eine der Auffälligkeiten sind Neurofibrilläre Bündel. Hierbei handelt es sich um Verklumpungen normaler Eiweißstäbe[36], die paarweise untereinander verdrillt sind. Sie finden sich in den Nervenzellen und ihren Fortsätzen und ihr Aussehen ist tennisschläger- oder flammenförmig. Die Bildung von Neurofibrillären Bündeln ist im Alter normal. Allerdings sind sie bei Alzheimerkranken hauptsächlich im Hippocampus und zerebralem Cortex konzentriert und ihre Anzahl ist deutlich größer.[37] Der Zusammenhang zwischen dem Schweregrad der Demenz und der Anzahl Neurofibrillären Bündeln macht es wahrscheinlich, dass diese Bündel direkt mit den Hirnfunktionsstörungen zu tun haben. Einen weiteren Indikator für die Schwere der Krankheit sind neuritische Plaques. Plaques kommen ebenfalls in geringerer Anzahl bei nicht erkrankten Menschen vor und finden sich außerhalb der Nervenzellen. Es handelt sich hierbei um fleckenförmige Eiweißablagerungen des stärkeähnlichen Proteins Amyloid. Man unterscheidet drei Arten von Plaques: Primitive, bei denen relativ wenig, Klassische und Amyloide, bei denen viel Amyloid enthalten ist. Sie sind dadurch gekennzeichnet, dass sich um den Amyloidkern absterbende Zellbruchstücke der Nervenzellen befinden. Bei Alzheimerkranken treten sie hauptsächlich in den Hirnregionen auf, die von der Krankheit am stärksten betroffen sind. Ob die geschädigten Hirnregionen die Plaques hervorrufen oder die Plaques die Hirnschädigungen, ist noch nicht geklärt. Es wird vermutet, dass das Amyloid das Immunsystem stört. Die Regionen, die Plaques aufweisen, könnten in dem Fall vom Immunsystem bekämpft werden.[38] Die dritte Auffälligkeit sind Granulovakuoläre Degenerationen (GVD). Sie betreffen die Neuronen im

---

[35] Ders.: S. 210.

[36] Kleine haarförmige Strukturen. Auch als Filamente bezeichnet.

[37] Vgl. Krämer (1993, S. 45).

[38] Vgl. Gruetzner (1992, S. 220ff).

Hippocampus und befinden sich in deren Zytoplasma. Im Plasma bilden sich kleine, flüssigkeitsgefüllte Vakuolen (Hohlräume), die mit dichtem, körnigem Material gefüllt sind. Dadurch weitet sich das Zytoplasma der Neuronen aus und es kommt zu Fehlfunktionen oder Zerstörungen der Hirnzellen. Die GVD sind bezüglich ihrer Verteilung und ihres Vorkommens im Hippocampus eng mit den Neurofibrillären Bündel verbunden. Man nimmt an, dass sie immer gemeinsam auftreten.[39] Hirano-Körperchen sind eine weitere Veränderung des Gehirns bei der Alzheimerschen Krankheit. Sie betreffen ebenfalls vor allem den Hippocampus und lassen sich bei jedem Menschen finden. Ihre Herkunft und Bedeutung für Gedächtnisbeeinträchtigungen ist jedoch noch nicht bekannt. Manche Forscher glauben, dass Hirano-Körperchen Ribosomen[40] einschließen können. Angesichts dessen würde die RNA behindert und so wäre es nicht mehr möglich Erinnerungsspuren zu formen.[41] Neben diesen Veränderungen kommt es bei der DAT zu einer Ablagerung von Amyloid in kleinen Blutgefäßen der Großhirnrinde und der weichen Hirnhäute. Man nennt diese Ablagerungen kongophile Angiopathie[42]. Die Bedeutung ist noch nicht bekannt aber ein Zusammenhang zwischen Alzheimer und den Ablagerungen fasst nicht auszuschließen. Untersuchungen ergaben, dass sie bei etwa 90 Prozent aller Erkrankten zu beobachten sind, während nur etwa 10 Prozent der gesunden Menschen solche Hirnveränderungen aufweisen.[43]

Die fünf genannten Auffälligkeiten stehen auf jedem Fall mit der Alzheimerkrankheit in Verbindung. Die Forschung hat nun die Aufgabe herauszufinden, ob diese Veränderungen Ursache oder Folge der Krankheit sind.

---

[39] Vgl. ders.: S. 227f.

[40] Baustücke der Erbanlage, die grundlegende Bausteine der Erbinformationen und des Gedächtnisses (RNA-Moleküle) in Proteine übersetzen.

[41] Vgl. Gruetzner (1992, S. 228f).

[42] Störung der Blutgefäße.

[43] Vgl. Krämer (1993, S. 47).

Neurochemische Veränderungen

Die Forschung nach Neurochemischen Veränderungen in Zusammenhang mit der DAT ist noch recht jung. Erste Untersuchungen wurden in den siebziger Jahren vorgenommen.[44] Sie kamen zu der Erkenntnis, dass bei Alzheimerkranken wichtige chemische Stoffe, die das Gehirn zur Speicherung, Verarbeitung und Übertragung von Informationen benötigt, erniedrigte Konzentrationen aufweisen. Die chemischen Überträgerstoffe werden Neurotransmitter genannt. Neuronen gehen mit anderen Neuronen Verbindungen ein, um Botschaften zu transportieren. Dabei schüttet eine Nervenzelle am Ende ihres Axons[45] eine bestimmte Botschaft in Form eines chemischen Stoffes aus, der sich an der hochspezialisierten Berührungsstelle zu einer anderen Nervenzelle, der Synapse, mit einem anderem chemischen Stoff verbindet. Fehlt einer dieser chemischen Überträgerstoffe können Neuronen nicht miteinander kommunizieren. Neuronen ohne Neurotransmitter sind somit unbrauchbar. Werden viele Neuronen zerstört, führt dies zu einer starken Einschränkung der menschlichen Fähigkeiten zu handeln, zu denken und sich zu erinnern. Die Kommunikation zwischen den Hirnanteilen und dem Hirn mit dem Rest des Körpers funktioniert nicht mehr. Neuronen die den gleichen Neurotransmitter benutzen heißen Neurotransmittersysteme. Die Alzheimersche Krankheit schädigt vor allem das cholinerge Neurotransmittersystem, welches wahrscheinlich für das Denken und Gedächtnis zuständig ist. Die Nervenzellen des cholinergen Systems bedienen sich des Neurotransmitters Acetylcholin und den zwei Enzymen, Cholinacetyltransferase und Acetylcholinesterase, um untereinander Botschaften auszutauschen. Bei der DAT kommt es zu einem Verlust dieser Stoffe und dadurch schließlich zu einem Zusammenbruch des kompletten Systems. Dies führt wiederum zu einer verminderten Stimulation des temporalem Cortex und des Hippocampus.[46] Viele der kognitiven und emotionalen Gedächtnis-und Verhaltensänderungen könnten darauf zurückgeführt werden. Von chemischen Veränderungen bzw. einer Abnahme der nötigen Neurotransmitter sind in geringerem Ausmaß auch das serotonerge, das noradrenerge und das somatische System betroffen. Die genauen Funktionen

---

[44] Vgl. Kisker et. al. (1989, S. 163).

[45] Teil der Nervenzelle, die mit Empfangsteilen anderer Nervenzellen (Dendrit oder Zellkörper) Verbindungen eingeht.

[46] Vgl. Denzler et. al. (1989, S. 83ff).

dieser Systeme sind noch nicht genau bekannt. Man nimmt an, dass das serotonerge System die Sinneswahrnehmung und Schlafregulation, und das noradrenerge System den Wachheitsgrad und die Aufmerksamkeitsfähigkeit beeinflusst.[47]

Da ein Mangel an verschiedenen chemischen Stoffen durch Medikamente ausgeglichen werden kann, ist eine weitere Forschung auf diesem Gebiet unerlässlich. Mögliche medikamentöse Behandlungen zur Linderung der Schwere der Erkrankung und weitere therapeutische Überlegungen werden im nächsten Abschnitt kurz dargestellt.

Therapeutische Überlegungen bezüglich der DAT

Es gibt eine Reihe von Medikamenten, die zur Behandlung der Alzheimer Krankheit eingesetzt werden. Allerdings findet dadurch keine Heilung oder entscheidende Besserung statt. Man kann höchstens von einem zeitweisen Stagnieren oder einer Verlangsamung der Erkrankung sprechen. Man benutzt, mit dem Ziel die abnormalen Veränderungen im Gehirn[48] zu verhindern, durchblutungssteigernde oder gefäßerweiternde Mittel (Vasodilatation), die cholinerge Erregungsübertragung steigernde Mittel, Mittel zur Beeinflussung anderer Neurotransmitter, den Gehirnstoffwechsel anregende Mittel (Nootropika) und so genannte Kalziumantagonisten. Ob die Medikamente bei allen Patienten anschlagen bzw. ihr Ziel erreichen, ist aber fraglich.[49] Zudem ist eine medikamentöse Behandlung bei älteren Menschen in vielen Fällen schwierig, da sie sehr viel anfälliger für Nebenwirkungen sind als Jüngere und nur geringere Dosen vertragen. Eine Behandlung von Begleiterscheinungen der Alzheimerschen Krankheit ist ebenfalls möglich. So können Depressionen, Inkontinenz[50], Epileptische Anfälle, Schlafstörungen und Unruhe- oder Erregungszustände durch entsprechende Mittel behandelt werden.[51] Nichtmedikamentöse Behandlungen stellen beispielsweise die Milieutherapie (Beeinflussung von Stressoren der Umwelt) und Verhaltenstherapie (Bearbeiten

---

[47] Vgl. Grutzner (1992, S. 241ff).

[48] Vgl. hierzu Abschnitt „Neurobiologische Grundlagen der Demenz von Alzheimer Typ".

[49] Vgl. Krämer (1993, S. 125).

[50] Verlust der Blasenentleerungskontrolle.

[51] Vgl. Krämer (1993, S. 130f).

isolierter Problembereiche im Verhalten des Patienten) dar.[52] Hierbei kommen gedächtnisstützende Verfahren zum Einsatz. Im so genannten Realitäts-Orientierungs-Training soll den Erkrankten geholfen werden, sich in ihrer Umwelt besser zurechtzufinden. Man verwendet z.b. große Anzeigetafeln, Uhren, Kalender und wiederholt Informationen öfter. Die noch vorhandenen geistigen Fähigkeiten sollen dadurch bestmöglich ausgenutzt werden. Weiterhin helfen Tätigkeiten wie Gruppengymnastik, Singen, Tanzen oder Handarbeiten die Krankheit zu mildern, da die Patienten dadurch aufgemuntert werden. Generell ist auf ausreichend Bewegung (solang es noch möglich ist) zu achten um Folgeprobleme wie Lungenentzündungen zu verhindern und den normalen Nachtschlaf zu fördern. Auch die Angehörigenberatung spielt eine wichtige Rolle.

Schlussbemerkungen

Die Arbeit hat gezeigt, dass die Demenz vom Alzheimer Typ sowie andere Demenzformen ein sehr kompliziertes Krankheitsbild aufweisen. Viele der wichtigsten Hirnareale sind von ihr betroffen und die Ursachen bis heute noch ungeklärt. Die Forschung arbeitet ständig daran, neue und wirkungsvollere Behandlungsmöglichkeiten zu entwickeln. Viele Zeitungen berichten immer wieder über einen vermeintlich bevorstehenden Durchbruch in der Behandlung. Jedoch ist es schwierig wirkungsvolle Medikamente zu entwickeln, solange das genaue Krankheitsbild noch nicht erkannt ist.[53]

Der Verlust der intellektuellen Fähigkeiten macht jeden Demenzkranken zu einem Pflegefall. Die Betreuung der Erkrankten stellt auch eine enorme Belastung für die Helfenden dar. Sie müssen sich Tag für Tag um den Patienten kümmern.[54] Doch sind Bezugspersonen für Demenzkranke enorm wichtig, um ihnen ein vertrautes Umfeld zu vermitteln. Man kann nicht davon sprechen, dass Erkranke ihre Umwelt nicht wahrnehmen und keine Gefühle empfinden und zeigen können. Aus eigener Erfahrung weiß ich, dass sie in entsprechenden Situationen sowohl weinen als auch lachen können. Was genau sich in den Erkrankten abspielt, bleibt allerdings offen.

---

[52] Vgl. Denzler et al. (1989, S. 137).

[53] Vgl. Krämer (1993, S. 140).

[54] Vgl. Furtmayr-Schuh (1992, S. 115).

Anlagen

Anlage 1: Altersabhänge Häufigkeit der Demenz

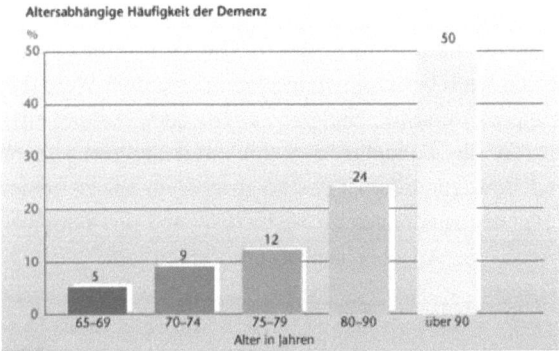

Quelle: www.zukunftsforum-demenz.de/demenz/demenz1_content.html (Stand: 10.12.2005)

Anlage 2: Gehirn mit Alzheimer-Krankheit

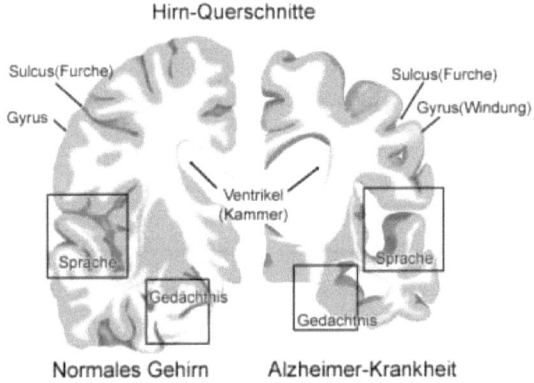

Quelle: www.alzheimer-forschung.de/web/alzheimerkrankheit/illus_gehirnmit.htm (Stand: 14.12.2005)

Anlage 3: Mögliche Ursachen der Alzheimerschen Demenz

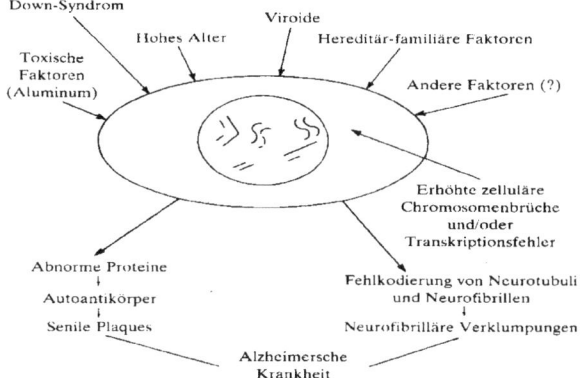

Quelle: Denzler et. al. (1989, S. 36, Abbildung 3)

Anlage 4: Stadieneinteilung der Alzheimer Krankheit nach Reisberg

Stadium	Beschreibung
sehr geringe Störung (werden nur von den Betroffenen selbst bemerkt)	Die Betroffenen vergessen, wo sie Dinge hingelegt haben oder wie ihnen bekannte Menschen heißen; Wortfindungsstörungen; keine nennenswerte Beeinträchtigung des beruflichen und sozialen Lebens. Bei der Untersuchung sind keine sicheren Gedächtnisstörungen nachweisbar.
Geringe Störung (werden oft vertuscht oder überspielt)	Stärkeres Nachlassen der Merkfähigkeit, zum Beispiel beim Lesen oder Wiederfinden wertvoller Gegenstände, Versagen bei beruflichen Anforderungen, das Mitarbeitern auffällt; verstärkte Probleme bei unbekannten Situationen. Bei der Untersuchung lassen sich die Gedächtnis- und Konzentrationsstörungen zumindest testpsychologisch deutlich nachweisen.
mäßige Störung	Die Betroffenen sind über aktuelles Geschehen schlecht informiert, sie haben Probleme beim Planen und Lösen schwierigerer Aufgaben (zum Beispiel Umgang mit Geld, Einkaufen, Verreisen). Es zeigt sich eine nachlassende Aktivität und ein Vermeiden von Konkurrenzsituationen. Die Störungen lassen sich in einem Gespräch leicht feststellen.
mittelschwere Störung	Unfähigkeit, sich an wichtige Dinge des täglichen Lebens (eigene Telefonnummer, Adressen, Namen von Verwandten) zu erinnern; Probleme bei der Auswahl passender Kleidungsstücke, unter Umständen Vernachlässigung der Körperpflege; die Betroffenen sind auf Hilfe Dritter angewiesen (Beginn der Demenz).
schwere Störung	Die Betroffenen haben gelegentliche Probleme, sich an den Namen ihrer Partner zu erinnern; keine bewußte Wahrnehmung der Umwelt mehr, vollständige Abhängigkeit von der Hilfe Dritter (auch beim An- und Auskleiden und der Körperpflege); unter Umständen Kontrollverlust für Blasenentleerung und Stuhlgang.
sehr schwere Störung	Extreme Verminderung des Wortschatzes mit weitgehendem Verlust der Sprachfähigkeit; Verlust der Gehfähigkeit, Probleme beim Sitzen; Verlust der Fähigkeit, zu lächeln; häufig Kontrollverlust für Blasenentleerung und Stuhlgang.

Quelle: Krämer (1993, S. 89, Tabelle 5)

Anlage 5: Anatomie des Gehirns

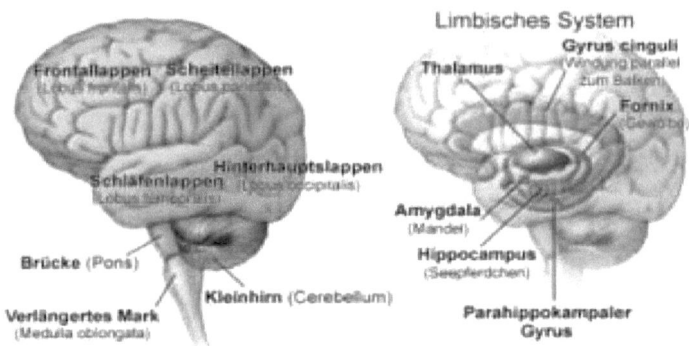

[Quelle: www.alzheimer-forschung.de/web/alzheimerkrankheit/illus_
anatomie.htm (Stand: 14.12.2005)]

Literaturverzeichnis

DENZLER, P.; MARKOWITSCH, H.; FRÖLICH, L.; KESSLER, J. & IHL, R. (1989): Demenz im Alter: Pathologie, Diagnostik, Therapieansätze. Weinheim, Basel: Beltz Verlag.

FORSSMANN, W. G. & HEYM, C. (1982): Neuroanatomie. Berlin, Heidelberg, New York: Springer-Verlag.

FURTMAYR-SCHUH, A. (1992): Das große Vergessen – die Alzheimer Krankheit. Zürich: Kreuz Verlag.

GERTZ, D. (1997): Basiswissen Neuroanatomie. Stuttgart, New York: Georg Thieme Verlag.

GRUETZNER, H. (1992): Alzheimerische Krankheit: Ein Ratgeber für Angehörige und Helfer. Weinheim: Psychologie Verlags Union.

GUTZMANN, H. -Hrsg.- (1992): Der dementielle Patient. Bern, Göttingen, Toronto: Verlag Hans Huber.

KISKER, K. P.; LAUTER, H.; MEYER, J.-E.; MÜLLER, C. & STRÖMGREN, E. -Hrsg.- (1989): Alterspsychiatrie: Psychiatrie der Gegenwart 8. Berlin, Heidelberg, New York, London, Paris: Springer-Verlag.

KRÄMER, G. (1993): Alzheimer Krankheit. Stuttgart: Georg Thieme Verlag.

REINBOLD, K.-J. -Hrsg.- (1993): Alzheimer-Kranke verstehen: Ratgeber für Fachleute, Angehörige und Laienhelfer. Freiburg im Breisgau: AGJ-Verlag.

Zusätzliche Quellen:

Microsoft® Lernen und Wissen 2006 [DVD]. Microsoft Corporation, 2005.

http://www.alzheimer-forschung.de (Stand: 14.12.2005)]

http://www.alzheimerinfo.de (Stand: 26.11.2005).

http://www.evidence.de (Stand: 04.12.2005).

http://www.zukunftsforum-demenz.de (Stand: 10.12.2005)]

Valerie Grimm:
Möglichkeiten und Herausforderungen bei der Versorgung von Demenz-Patienten im Pflege- und Gesundheitssektor

Um die Lesbarkeit zu erleichtern, wird bei Personenbezeichnungen innerhalb der vorliegenden Arbeit stets die männliche Form verwendet.

Diese Bezeichnungen erfassen weibliche und männliche Personen gleichermaßen und stellen somit keine Wertung dar.

Einleitung

In nahezu allen Industrienationen zeichnet sich eine zentrale demographische Entwicklung ab, die zunehmende Alterung der Gesellschaft. Zwar ist es durch den medizinischen Fortschritt und vielfältige Präventionsmaßnahmen durchaus möglich, ein hohes Alter bei guter Gesundheit zu erreichen, jedoch stellt ein solcher Verlauf bei Weitem keine Selbstverständlichkeit dar. Allein in der Bundesrepublik erhalten gegenwärtig über zwei Millionen Menschen Leistungen aus der Pflegeversicherung, Prognosen gehen davon aus, dass bis 2030 mehr als drei Millionen Menschen aus den unterschiedlichsten Gründen pflegebedürftig sein werden – viele von ihnen werden voraussichtlich an einer Form von Demenz leiden.

Demenz gilt mittlerweile als die häufigste und folgenreichste psychische Erkrankung im Alter, sie bringt tiefgreifende Veränderungen nicht nur für die Betroffenen selbst, sondern auch für deren Familien mit sich. Noch immer ist die Ursachenforschung äußerst defizitär, auch eine Verhinderung bzw. Heilung der Erkrankung ist gegenwärtig noch nicht in Sicht. Insbesondere aufgrund der zunehmenden Zahl an alleinlebenden Menschen bringt eine dementielle Erkrankung große Herausforderungen nicht nur für betroffene Familien, ehrenamtliche Helfer oder Professionelle wie Pflegekräfte und Ärzte mit sich – letztlich ist die Gesamtgesellschaft dazu aufgerufen, neue Wege hinsichtlich Versorgung und Begleitung von dementiell Erkrankten zu finden, um eine bedürfnisgerechte und würdevolle Betreuung dieser Menschen zu gewährleisten. Dabei sind bereits viele Alternativen zwischen der ambulanten Pflege zuhause und der stationären Versorgung im Pflegeheim entwickelt worden, welche im Rahmen dieser Arbeit vorgestellt werden sollen.

Zu Beginn erfolgt eine Einführung in das Thema „Demenz", unterschiedliche Definitionen dieser Erkrankung werden vorgestellt und erläutert. Damit einhergehend wird näher auf die beiden Subformen einer dementiellen Erkrankung, primäre und sekundäre Demenzen, eingegangen. Anschließend werden einige bedeutsame epidemiologische Daten bezüglich Demenzerkrankungen in der Bundesrepublik genannt. Daran anknüpfend erfolgt ein Überblick hinsichtlich der unterschiedlichen Symptome, welche im Rahmen einer dementiellen Erkrankung bei Betroffenen auftreten können. Zum Schluss dieses zweiten großen Gliederungspunktes werden einige zentrale Faktoren genannt, denen eine präventive oder aber krankheitsfördernde Wirkung zugeschrieben wird. Zudem wird an dieser Stelle kurz auf die Diagnosestellung bzw. generelle Therapiechancen bei Demenz eingegangen.

Das dritte und umfangsreichste Kapitel setzt sich mit den verschiedenen Konzepten der Pflege und Betreuung von Demenzkranken auseinander, wobei die Reihenfolge der Gliederungspunkte nach dem Schweregrad der Erkrankung – von leichter Pflegebedürftigkeit bei Krankheitsbeginn bis zur Rund-um-die-Uhr-Betreuung im fortgeschritten Stadium gewählt wurde. Ergänzend zu diesen unterschiedlichen „Betreuungsstufen" werden exemplarisch Betreuungsangebote aus der pflegerischen Praxis vorgestellt, die bisher als richtungsweisend bzw. als *state of the art* bewertet werden können.

Aufgrund der zunehmenden Zahl von schwerstkranken, sterbenden Menschen mit einer dementiellen Erkrankung ist der Palliative Care, der Pflege und Betreuung dieser Menschen, ein eigenes Kapitel gewidmet, welches die zentrale Idee von Palliative Care aufzeigen bzw. am Beispiel von schwerstdementen Menschen erläutern soll.

Das fünfte Kapitel widmet sich dem Pflege-Neuausrichtungs-Gesetz, welches erst zu Beginn dieses Jahres verabschiedet wurde und thematisiert die Veränderungen bzw. gegebenenfalls Verbesserungen, welche sich hierdurch für dementiell erkrankte Menschen sowie deren pflegende Angehörigen ergeben können.

Abschließend erfolgen eine Zusammenfassung der dargestellten Pflege- und Betreuungskonzepte sowie ein vorsichtiger Ausblick, wie den gegenwärtigen bzw. zukunftsimmanenten Herausforderungen von Demenz zu beggnen ist, um eine qualitativ hochwertige, menschenwürdige und ökonomisch langfristig sinnvolle Versorgungssituation zu schaffen.

Demenz

Der Soziologe und Theologe Reimer Gronemeyer wirft einen sehr kritischen Blick auf den gegenwärtigen gesamtgesellschaftlichen Umgang mit dem Thema Demenz:

> *„Es scheint, die alten Industriegesellschaften, in denen die Demenz jährlich zunimmt, leiden unter Ermüdungserscheinungen. Das Einzige, das in diesen Gesellschaften noch wächst, sind offenbar die Zahl der Alten und die Zahl der Menschen mit Demenz. Damit verbunden wächst die Dienstleistungsbranche „Pflege" und die Versorgungsindustrie „Demenz"."* (Gronemeyer 2013: 36)

In diesem Kontext spricht Gronemeyer von einem „Jahrhundert der Demenz" (Dörner 2012) und äußert die These, dass der Versuch, „das Thema Demenz in pflegerische und medizinische Gettos zu verbannen und dort zu beherrschen" zweifelsohne zum Scheitern verurteilt sei. Vielmehr sei es nun an der Zeit, humane und menschenfreundliche Wege des Umgangs mit Demenz einzuschlagen und zu verfolgen, um dadurch letztlich auch die soziale wie kulturelle Zukunft der Bundesrepublik sicherzustellen. Der Soziologe stellt die These auf, dass die zentrale humanitäre Herausforderung für die alternden Gesellschaften sein wird, „ob es gelingt, die wachsende Zahl von Pflegebedürftigen, insbesondere die wachsende Zahl von Menschen mit Demenz, so zu umsorgen und mitzutragen, dass diese Lebensstrecke für die Betroffenen und die Angehörigen nicht nur eine Qual ist". (Gronemeyer 2013: 36f.)

Dr. Yazdani, Leiter der gerontopsychiatrischen Abteilung der Landesnervenklinik Graz, nähert sich dem Thema Demenz aus naturwissenschaftlicher Sichtweise und betont, dass besonders im Alter die Zuordnung zu den Kategorien „gesund" und „krank" auf einer „subjektiven individuellen Ebene" und einer „scheinbar objektiven gesellschaftlichen Ebene" erfolgt; Gesundheit und Krankheit sollten keineswegs als einander scharf ausschließende Zustände verstanden werden, da sie vor allem im Alter „Überschneidungen und in der Folge Überlappungszonen" aufweisen – diese sind jedoch oftmals als solche schwer zu erkennen bzw. diagnostizierbar.

Der Mediziner spricht in diesem Kontext zudem von einer *Multidimensionalität*, einer dynamischen „Wechselbeziehung zwischen den einzelnen Dimensionen und Ebenen unserer Existenz, also zwischen den körperlichen, psychischen und sozialen Dimensionen", welche im Alter eine besonders hohe Ausprägung entwickelt.

Diesem Verständnis zufolge kann eine Störung bzw. Irritation in einer Ebene weitere Störungen/ Veränderungen in den anderen beiden Ebenen/ Dimensionen bewirken; besonders deutlich wird dies bei einer dementiellen Erkrankung: zwar gilt die Demenz primär als eine organische Erkrankung, jedoch manifestieren sich die Auswirkungen besonders in den psychischen und sozialen Ebenen. (Yazdani 2001: 33f.)

Definition (Diagnose)

Der Begriff „Demenz" stammt aus dem Lateinischen und bedeutet wörtlich übersetzt so viel wie „weg vom Geist" bzw. „ohne Geist". Dadurch wird bereits der Kern einer dementiellen Erkrankung deutlich: der Verlust der geistigen Leistungsfähigkeit. Während zu Beginn einer solchen Erkrankung meist Störungen des Kurzzeitgedächtnisses sowie der Merkfähigkeit auftreten, wird im weiteren Krankheitsverlauf auch das Langzeitgedächtnis nachhaltig geschädigt. Die Betroffenen verlieren sukzessive (essentielle) Fähigkeiten und Fertigkeiten, welche sie sich im Lauf ihres Lebens angeeignet haben. Eine Demenz bedeutet daher viel mehr als eine bloße Störung des Gedächtnisses oder den Verlust von geistigen Fähigkeiten, denn durch eine derartige Erkrankung wird das komplette Dasein eines Menschen massiv verändert; Wahrnehmung, Verhalten und auch das individuelle Erleben werden hierdurch beeinflusst und letztlich auch bestimmt. Die Dinge und Ereignisse verfügen für den Kranken in „seiner" Welt häufig über eine ganz andere Bedeutung als sie es in der Welt der „Gesunden" tun – der Kranke vereinsamt infolgedessen, da seine Mitmenschen sein persönliches Erleben der Welt nicht mehr teilen bzw. nachvollziehen können. Da sich die Betroffenen in aller Regel nur im Anfangsstadium der Krankheit noch selbst mitteilen können, kann niemand wirklich wissen, wie es tatsächlich in einer dementiell erkrankten Person aussieht. (BMG 2010: 7, 22f.)

Häufig finden sich gerade auch im Alltag Beschreibungen wie „Altersverwirrtheit" oder „Verwirrtheitszustand" im Zusammenhang mit dem gesundheitlichen Zustand älterer Menschen; eine sehr vage Bezeichnung, welche nicht selten fälschlicherweise mit den Begriffen „Demenz" oder „Delir" gleichgesetzt wird. Eine derartige Vermischung oder Verwechslung kann jedoch fatale Folgen für den Betroffenen im Hinblick auf eine adäquate Pflege und

Betreuung nach sich ziehen, denn während „Delir" einen zeitlich begrenzten, reversiblen Zustand der Verwirrtheit bezeichnet, muss bei einer dementiellen Erkrankung sehr genau nach den eigentlichen Ursachen der Verhaltensänderung geforscht werden, um den Krankheitsverlauf zumindest zu verlangsamen. Derartige akute Verwirrtheitszustände gelten als die häufigste Störung des höheren Lebensalters; besonders häufig treten sie im Zusammenhang mit akuten physischen Erkrankungen auf – das Risiko eines Delirs steigt mit zunehmender Multimorbidität. Jeglicher Behandlung solcher Verwirrtheitszustände sollte daher stets eine sorgfältige Klärung der Grundleiden des Betroffenen durch einen fachkundigen Mediziner vorausgehen. (Thieme 2008: 464f.)

Die Diagnose „Demenz" (*ICD-10-Code*: F00-F03) drückt hingegen ein klinisches Syndrom aus: Laut dem aktuellen internationalen Diagnosekatalog für Krankheiten *ICD* (*International Classification of Diseases*) der Weltgesundheitsorganisation (WHO) wird die Demenz den „Psychischen und Verhaltensstörungen" zugeordnet.

Sie gilt als

„Syndrom als Folge einer meist chronischen oder fortschreitenden Krankheit des Gehirns mit Störung vieler höherer kortikaler Funktionen, einschließlich Gedächtnis, Denken, Orientierung, Auffassung, Rechnen, Lernfähigkeit, Sprache, Sprechen und Urteilsvermögen im Sinne der Fähigkeit zur Entscheidung. Das Bewusstsein ist nicht getrübt. Für die Diagnose einer Demenz müssen die Symptome nach ICD über mindestens 6 Monate bestanden haben. Die Sinne (Sinnesorgane, Wahrnehmung) funktionieren für die Person im üblichen Rahmen. Gewöhnlich begleiten Veränderungen der emotionalen Kontrolle, des Sozialverhaltens oder der Motivation die kognitiven Beeinträchtigungen; gelegentlich treten diese Syndrome auch eher auf.

Sie kommen bei Alzheimer-Krankheit, Gefäßerkrankungen des Gehirns und anderen Zustandsbildern vor, die primär oder sekundär das Gehirn und die Neuronen betreffen."

(ICD-10-Definition 2010, u.a. auf
http://apps.who.int/classifications/icd10/browse/2010/en#/F00-F09)

Eine umfassende Beschreibung von „Demenz" findet sich darüber hinaus bei Braas et al.:

> *„Der Begriff „Demenz" bezeichnet ein Muster von Symptomen, das bei Krankheiten des Gehirns auftreten kann, wenn diese zu einer ausgedehnten Schädigung oder Zerstörung von Nervenzellen führen.*
>
> *Das Muster ist gekennzeichnet durch eine langsam fortschreitende Minderung der geistigen Leistungsfähigkeit (Gedächtnis, Orientierung, Aufmerksamkeit, sprachlicher Ausdruck und Sprachverständnis, Denkvermögen) bei klarem Bewusstsein, die sich in einer Beeinträchtigung bei Alltagstätigkeiten niederschlägt [...] und mit Verhaltensänderungen einhergeht (Unruhe, Angst, Depression, Aggressivität, wahnhafte Befürchtungen). Eine Demenz kann bei vielen verschiedenen Krankheiten vorkommen. Welche Symptome im Vordergrund stehen, hängt von den Bereichen des Gehirns ab, die besonders stark betroffen sind."* (Braas et al. 2005: 1)

Wie bereits erwähnt, muss der folgenschweren Diagnose „Demenz" der Ausschluss von Delir, Schizophrenie oder einer depressiven Erkrankung vorausgehen, da diese sehr ähnliche Störungsbilder aufweisen, so dass es hierbei leicht zu Verwechslungen kommen kann. Würde der Betroffene in einem solchen Fall nicht sachgerecht behandelt werden, könnte eine derartige Fehldiagnose letztlich zu einer Verschlimmerung seines Zustandes führen. (Thieme 2008: 466)

Kastner und Löbach verstehen unter einer Demenz „eine über die Altersnorm hinausgehende längerfristige Störung verschiedener geistiger Leistungen, z.B. Gedächtnis- oder Orientierungsstörungen".

Entsteht hierdurch eine Verschlechterung des bisherigen Leistungsniveaus des Betroffenen bzw. wird der soziale und/ oder berufliche Alltag dadurch stark beeinträchtigt, spricht man von einem *Demenzsyndrom*. Dieses gilt nicht als eigenständige Diagnose, sondern umfasst vielmehr verschiedene Einzelsymptome, die zusammentreffen. Charakteristisch ist zudem eine Dauer der Symptome über mindestens sechs Monate hinweg.

Die meisten Demenzerkrankungen treten eher schleichend ein, ein Umstand, der dazu führen kann, dass auffällige Verhaltensweisen bzw. Defizite der Erkrankten häufig erst spät bemerkt bzw. rückblickend als primäre Symptome einer Demenz erfasst werden. Reversible Demenzen, welche allerdings nur einen geringen Teil der dementiellen Erkrankungen ausmachen, können durch gezielte Behandlungen wesentlich gebessert werden – besonders wichtig ist in solchen Fällen eine möglichst frühzeitige Diagnose, um mit der Therapie beginnen zu können. (Kastner, Löbach 2010: 9)

Zuständig für die medizinische Diagnose ist der behandelnde Hausarzt, ein Neurologe oder auch ein Psychiater. Dieser überprüft intensiv den physischen Gesundheitszustand (anhand von Blutbild, CT, MRT, etc.), die geistige Leistungsfähigkeit sowie die psychische Verfassung des Patienten. Nur durch gründliche und umfassende Untersuchungen kann sichergestellt werden, dass die Demenz im ersten Schritt genau diagnostiziert bzw. zugeordnet werden kann. Im nächsten Schritt wird versucht, den Ursachen für die Erkrankung auf den Grund zu gehen, um diese anschließend präzise und effektiv behandeln zu können. Werden bei einer Demenz keine anderen Ursachen herausgefunden, wird die Diagnose „Alzheimer-Demenz" ausgesprochen, dies erfolgt ergo im Ausschlussverfahren. (BMG 2010: 12ff)

Demenzformen

Insgesamt fallen mehr als 60 bekannte Krankheitsbilder unter den Oberbegriff „Demenz", welche jeweils verschiedene Ursachen haben bzw. einen andersartigen Verlauf nehmen können. Allen Formen gemein ist jedoch ein allgemeiner Abbau der geistigen Leistungsfähigkeit, hervorgerufen durch nachweisbar schwere neurobiologische Veränderungen im Gehirn. Bei den meisten Ausprägungen der Demenz gilt der Zustand bisher als irreversibel und fortschreitend, der Krankheitsverlauf erstreckt sich im Durchschnitt über fünf bis zehn Jahre und geht mit zunehmender Abhängigkeit bzw. schwerer Pflegebedürftigkeit des Betroffenen einher. (Catulli 2007: 13)

Primäre Demenzen

Die Demenzformen werden nach ihren Ursachen unterteilt in primäre und sekundäre Demenzen – mittlerweile weiß man, dass Demenzerkrankungen bis zu 100 verschiedene Ursachen haben können. Bevor es darum geht, die genaue Form einer primären Demenz zu bestimmen, muss die Ausschließung einer sekundären Demenz gegeben sein.

Bei einer primären Form von Demenz sind die ursächlichen Veränderungen im Gehirn des Betroffenen zu suchen, es handelt sich folglich um eine Demenz mit hirn-organischen Ursachen.

Bei 90% aller Demenzerkrankungen handelt es sich um primäre Demenzen. Sie können bisher nicht geheilt oder in ihrem Verlauf verlangsamt werden und werden daher als irreversibel bezeichnet.

Die primären Demenzformen umfassen die degenerativen (fortschreitenden) Demenzerkrankungen sowie die nicht-degenerativen (nicht-fortschreitenden) Formen. Zu den degenerativen Formen zählen die Alzheimer-Krankheit und die sogenannten vaskulären Demenzformen. (Maier 2010: 11)

Seltenere Formen von Demenz sind die *Lewy-Körperchen-Demenz* (benannt nach ihrem Entdecker, dem Pathologen Friedrich H. Lewy), welche auf krankhafte Eiweißeinschlüsse in den Nervenzellen zurückgeht und in ihrem Verlauf der Alzheimer-Krankheit sehr ähnlich ist. Eine weitere, sehr seltene Ausprägung von Demenz ist die *Frontotemporale Demenz*. Diese wird auch als Pick-Krankheit oder Morbus Pick bezeichnet und häufig mit psychischen Störungen verwechselt, da viele Betroffene ein auffälliges und unsoziales Verhalten an den Tag legen, ohne dass ihr Gedächtnis größere Schäden erhält. Für beide Demenzformen gilt, dass auch hier keine Chance auf Heilung besteht, aber durch eine medikamentöse Behandlung die Symptome gelindert werden können. Auch nicht- medikamentöse Maßnahmen (siehe Kapitel „Diagnose und Therapie von Demenzerkrankungen") spielen in diesen Fällen eine bedeutende Rolle. (BMFSFJ 2013)

Die nicht-degenerativen Demenzformen werden in den meisten Fällen den eigentlichen Demenzerkrankungen gar nicht zugerechnet, da ihnen ein charakteristisches Merkmal fehlt: die *Progredienz* (fortschreitende Verschlimmerung).

Zu den Ursachen für eine derartige Demenzerkrankung zählen Schädel-Hirn-Trauma, Hirntumor, Gefäßentzündungen sowie Hydrozephalus („Wasserkopf"). In solchen Fällen bestehen bei frühzeitiger Diagnose gute Chancen, das Voranschreiten der Krankheit zu verhindern bzw. partiell eine Heilung zu erreichen. Häufig kann auch der Schweregrad der Demenz gebessert werden. (Kastner, Löbach 2010: 9, 29)

Die Alzheimer Krankheit

Auch die Alzheimer Krankheit ist eine Form von Demenz, im allgemeinen Sprachgebrauch werden diese beiden Begriffe sogar häufig gleichgesetzt. Nach *ICD-10*-Definition ist die Alzheimer-Krankheit „eine primär degenerative und zerebrale Krankheit mit unbekannter Ätiologie und charakteristischen neuropathologischen und neurochemischen Merkmalen". Meist beginnt sie schleichend, ihre Entwicklung ist zwar langsam aber stetig und erstreckt sich über einen Zeitraum von mehreren Jahren. (Maier 2010: 10f.)

Die Alzheimer-Krankheit wird einer „Gruppe von neurologischen Prozessen [zugeordnet], bei denen aufgrund einer Fehlverarbeitung und Ablagerung von Eiweißstoffen Nervenzellen in bestimmten Abschnitten des Gehirns fortlaufend zugrunde gehen". (Braas et al. 2005: 1)

Mit einem Anteil von 60-65% ist die Alzheimer-Krankheit die am häufigsten auftretende Form einer irreversiblen Demenz. Die meisten Alzheimer-Patienten sind älter als 65 Jahre, wobei es aber auch deutlich jüngere Menschen gibt, die daran erkranken. 15% aller Patienten sind sogar von einer Kombination der Alzheimer-Krankheit und der vaskulär bedingten Demenz betroffen. Bei einer Demenz vom Alzheimer-Typ werden nach und nach Nervenzellen des Gehirns irreversibel zerstört, es handelt sich hierbei folglich um eine degenerative Krankheit des Gehirns.

Bei jedem Betroffenen lässt sich ein ganz individuell unterschiedlicher Verlauf der Krankheit feststellen, im Allgemeinen schreitet diese jedoch in drei Stadien voran, welche nahtlos ineinander übergehen. (BMG 2010: 8f.)

Der permanente Verlust von Nervenzellen führt schließlich zu einer allmählichen Schrumpfung des gesamten Gehirns, wobei die Reservekapazität des Gehirns mehrere Jahre ausreicht, um den progredienten Untergang von Nervenzellen zu kompensieren. In diesem Stadium werden keinerlei Symptome sichtbar. Erste klinische Krankheitszeichen treten erst dann auf, wenn die Reserve aufgebraucht ist, es wird eine zunehmende Vergesslichkeit des Betroffenen offenbar, welche meist als „leichte kognitive Störung" bewertet wird. (Braas et al. 2005: 1)

Der Beginn einer Alzheimer-Demenz tritt ergo typischerweise auf schleichende Art und nahezu unmerklich ein. Fast immer werden am Anfang leichte Gedächtnislücken bemerkbar, auch die Lern- und Reaktionsfähigkeit nimmt ab.

Nicht selten treten bei den Betroffenen darüber hinaus Stimmungsschwankungen auf. Nach und nach kommt es im weiteren Krankheitsverlauf zu Sprachschwierigkeiten, meist versuchen die Erkrankten dann, einfachere Worte bzw. kürzere Sätze zu verwenden, um sich trotzdem mitteilen zu können. Mit den Störungen des Sprachvermögens gehen Störungen hinsichtlich der örtlichen und zeitlichen Orientierung einher. Oft zeigt sich dies, indem die Patienten zunehmend antriebsschwacher werden und neuen Dingen/ Erfahrungen nicht mehr offen gegenüber stehen sondern sich regelrecht „verschließen". Die Kranken sind sich in diesem Stadium den Veränderungen, die unwillkürlich in ihnen vorgehen, deutlich bewusst, viele reagieren darauf mit Angst, Beschämung, Niedergeschlagenheit oder auch Wut.

Sobald die Symptome offensichtlich werden bzw. immer stärker auftreten, ist die erkrankte Person in einem immer größeren Ausmaß auf Hilfe und Unterstützung durch andere Menschen angewiesen, um alltägliche Aufgaben wie beispielsweise Nahrungsaufnahme und Körperpflege nicht zu vernachlässigen. In einem solchen Stadium ist die Störung des Gehirns bereits weit fortgeschritten, oft werden dann selbst nahe Verwandte nicht mehr erkannt bzw. können nicht namentlich benannt werden. Das Gefühl für Raum und Zeit geht ebenso verloren wie eine sinnhafte Sprache, diese wird immer mehr inhaltsleer. Es ist nicht ungewöhnlich, dass in diesem Stadium plötzliche Stimmungsschwankungen, Depressionen und auch Aggressionen in verstärktem Maße auftreten, da die Erkrankten kaum mehr in der Lage dazu sind, ihre Gefühle zu kontrollieren.

Im finalen Stadium ist der Alzheimer-Patient schließlich vollkommen auf Pflege und Betreuung durch andere Menschen angewiesen. In dieser späten Phase werden selbst die engsten Familienmitglieder nicht mehr erkannt, eine Verständigung über die Sprache ist hier nicht mehr möglich. Physische Symptome werden in einem immer stärkeren Ausmaß offensichtlich, es treten beispielsweise Unsicherheit beim Gehen, Schluckstörungen und Krampfanfälle auf. Durch die damit einhergehende Bettlägerigkeit besteht eine erhöhte Gefahr von Infektionen – in vielen Fällen versterben die Kranken letztlich an einer Lungenentzündung.

Von dem Auftreten erster Symptome einer Alzheimer-Krankheit bis zum Tod eines Patienten vergehen im Durchschnitt sieben Jahre. Bisher gibt es noch keine ausreichenden Forschungsergebnisse bezüglich der Ursachen der Alzheimer-Krankheit. Bekannt ist bislang nur, dass es im Gehirn der Erkrankten zu einer Reihe an Veränderungen kommt; Nervenzellen und ihre Verbindungen untereinander sterben zunehmend ab – die Hirnmasse geht sukzessive zurück (Hirnatrophie). Letztlich liefern diese Veränderungen aber nicht die Ursachen für die Entstehung dieser Krankheit, weshalb viele Forschungsansätze dazu übergegangen sind, sich mit den sogenannten Risikofaktoren (siehe Kapitel „Risikofaktoren und Prävention") für eine solche Krankheit auseinanderzusetzen. (BMG 2010: 8f.)

Die Frage, warum diese Krankheit nun "Alzheimer" genannt wird, lässt sich schnell beantworten: Sie wurde nach dem Namen ihres Entdeckers, Dr. Alois Alzheimer, benannt. Dieser war zu Beginn des 20. Jahrhunderts als Arzt an der Psychiatrischen Universitätsklinik München tätig und machte bei der Obduktion bzw. bei der Untersuchung des Gehirns einer verstorbenen früheren Patientin bahnbrechende Entdeckungen: das Gehirn der Patientin, die zu Lebzeiten immer vergesslicher geworden war, stellte sich als stark verändert heraus – es war geschrumpft. Zudem fand Dr. Alzheimer Ablagerungen/ Plaques auf der Hirnoberfläche, die er als möglichen Auslöser der Krankheit erkannte. (BMFSFJ 2013)

Obwohl die Alzheimer-Krankheit in ihren Grundzügen bereits seit Beginn des 20. Jahrhunderts bekannt ist, wurden die wesentlichen Erkenntnisse zu dementiellen Erkrankungen erst ab den 70er Jahren gewonnen. (Kastner, Löbach 2010: 1)

Auch aus Sicht der heutigen Medizin sind die spezifischen Ablagerungen im Gehirn von Alzheimer-Patienten dafür verantwortlich, die Krankheit mit zu verursachen bzw. zu begünstigen. Die Ablagerungen setzen sich aus krankhaftem Eiweiß zusammen, welches im Gehirn nicht richtig abgebaut wird. Dabei besetzen sie sowohl die Nervenzellen als auch die Zwischenräume des Gehirns. Die Ablagerungen in den Nervenzellen sind faserförmig und werden als Neurofibrillenbündel bezeichnet. Die Ablagerungen in den Zwischenräumen werden auch heute noch wie schon von ihrem Entdecker, Dr. Alois Alzheimer, Plaques genannt. Diese wirken im Gehirn wie Gift: Indem sie den Stoffwechsel der Nervenzellen massiv stören, können diese nicht mehr miteinander kommunizieren, die Informationsverarbeitung wird behindert und der Betroffene kann selbst Ereignisse, welche vor kurzer Zeit stattgefunden haben, kaum noch speichern; die geistige Leistungsfähigkeit nimmt sukzessive ab. (BMFSFJ 2013)

Gefäßbedingte (vaskuläre) Demenzen

Eine weitere Form der primären Demenzerkrankungen sind die gefäßbedingten, sogenannten vaskulären Demenzen, welche einen Anteil von ca. 20% an den irreversiblen Demenzformen besitzen. Aufgrund von Durchblutungsstörungen des Gehirns kommt cs bei vaskulären Demenzen zu einem Absterben von Nervengewebe. Wie ausgeprägt die dementielle Folgeerkrankung dann tatsächlich ist, hängt davon ab, welche Ausmaße die Durchblutungsstörung im Gehirn angenommen hat.

Hinsichtlich der auftretenden Krankheitssymptome ist diese Form der Alzheimer-Krankheit sehr ähnlich, jedoch treten darüber hinaus noch körperliche Beschwerden wie Taubheitsgefühle, Lähmungserscheinungen sowie Störungen von verschiedenen Reflexen auf. Charakteristisch für den Verlauf einer vaskulären Demenz ist der plötzliche Beginn, Verschlechterungen werden stufenförmig sichtbar und die Leistungsfähigkeit unterliegt starken Schwankungen. (BMG 2010: 11)

Der Mediziner Yazdani nennt darüber hinaus weitere Differenzierungsmerkmale wie etwa den wechselhaften Verlauf der Symptomatik, nächtliche Verwirrtheit sowie einen in der Regel relativ langen Erhalt der Persönlichkeit. Er verweist auf die entscheidende Bedeutung einer frühzeitigen differenzialdiagnostischen Abklärung zwischen einer degenerativen und einer vaskulären Demenzerkrankung, um einen größtmöglichen Therapieerfolg zu erzielen. (Yazdani 2001: 52)

Sekundäre Demenzformen

Sekundäre bzw. zweitrangige Demenzen entstehen aufgrund verschiedener Organerkrankungen, haben ihren Ursprung also in anderen Krankheitsbildern. Diese Form der dementiellen Erkrankung macht nur ca. zehn Prozent aller Krankheitsfälle aus.

Im Unterschied zu den primären Formen sind sekundäre Demenzformen Folgeerscheinungen anderer Grunderkrankungen, die meist außerhalb des Gehirns angesiedelt sind. Hierzu gehören etwa Stoffwechselerkrankungen (z.B. Schilddrüsenunterfunktion), Vitaminmangelzustände (Mangel an Folsäure, B-Vitamine) sowie chronische Vergiftungserscheinungen durch Alkohol oder Medikamente. (BMG 2010: 7)

Weitere Ursachen sind Epilepsie, neurologische Erkrankungen (Multiple Sklerose), Tumore, psychiatrische Erkrankungen (Depressionen, Schizophrenie) sowie Störungen des Fett-Stoffwechsels. Daher können sekundäre Demenzformen auch durchaus bei jüngeren Personen auftreten.

Glücklicherweise lassen sich viele dieser Grunderkrankungen und damit auch die daraus resultierenden sekundären Demenzen medikamentös behandeln und sind zum Teil sogar heilbar. Bei einer solchen Art der dementiellen Erkrankung ist sehr häufig eine Rückbildung der dementiellen Beschwerden möglich. Eine frühzeitige und eindeutige Diagnose ist ergo auch in solchen Fällen besonders wichtig, um diese Demenzerkrankungen abgrenzen bzw. rechtzeitig behandeln zu können und so gute Therapieerfolge zu erzielen. Ansprechpartner ist hierbei meist nicht der Neurologe, sondern der Hausarzt bzw. ein Internist (Kastner, Löbach 2010: 37f.)

Epidemiologie: Prävalenz und Inzidenz dementieller Erkrankungen

Allgemeine Prävalenz

Die Prävalenz beschreibt den Anteil der Kranken in einer Bevölkerung zu einem bestimmten Zeitpunkt. In Deutschland gehören dementielle Erkrankungen mittlerweile zu den wichtigsten bzw. häufigsten Erkrankungen. Verschiedene epidemiologische Forschungen weisen darauf hin, dass zukünftig mit einem steigenden Anteil Demenzerkrankter mit gleichzeitig steigendem Lebensalter zu rechnen ist. Die Zahlen und Einschätzungen zu dementiellen Erkrankungen variieren erheblich zwischen den verschiedenen Studien.

Laut dem Bundesministerium für Familie, Senioren, Frauen und Jugend (BMFSFJ) leben in Deutschland gegenwärtig (2010) etwa 1,2 Millionen Menschen, die an Demenz erkrankt sind. Davon sind ca. 60% von der Alzheimer-Krankheit betroffen. Optimistische Prognosen gehen von etwa 1,4 Millionen Demenzkranken bis zum Jahr 2020 und 2 Millionen Demenzkranken bis zum Jahr 2050 aus. Ein Durchbruch hinsichtlich Prävention und Therapie ist bisher – trotz erheblicher Forschungsanstrengungen – noch nicht zu verzeichnen. (BMFSFJ 2013)

Karger und Hüsing berufen sich auf ähnliche Zahlen, sie gehen von einer Million dementiell erkrankten Menschen in Deutschland aus (Weyerer 2005), wobei 50-70% der Erkrankungen der Alzheimerschen Krankheit zuzurechnen sind, 15-25 % der vaskulären Demenz und der Rest auf andere Formen der Demenz entfällt (Qiu et al. 2007). Ausgegangen wird von einem Verhältnis von leichter zu mittelschwerer zu schwerer Demenz von 3:4:3 (Weyerer 2005). (Alle in Karger, Hüsing 2011: 7)

Kastner und Löbach zufolge kann man von 954.000 Demenzerkrankten in der Altersgruppe der über 65-Jährigen ausgehen, dies entspricht einem prozentualen Anteil von 7,2%. In der Gruppe der über 90-Jährigen ist bereits jeder dritte (34%) von Demenz betroffen, dies sind rund 177.000 Menschen.

Aufgrund der steigenden Lebenserwartung ist zu erwarten, dass die Zahl der Demenzerkrankten in der BRD weiter steigen wird. Dass die Absolutzahlen an Demenzerkrankungen in den letzten Jahren zugenommen haben, muss allerdings nicht unbedingt bedeuten, dass sich das Erkrankungsrisiko tatsächlich erhöht hat. Denkbar ist vielmehr, dass Demenzen heutzutage früher und auch häufiger erkannt werden als zuvor.

Frauen sind überproportional häufig von einer dementiellen Erkrankung betroffen; über 75% der Betroffenen sind weiblich. Zum einen lässt sich dies durch eine höhere Lebenserwartung des weiblichen Geschlechts im Allgemeinen erklären, zum anderen vermuten Forscher ein generell leicht erhöhtes Erkrankungsrisiko für Frauen. Ursachen hierfür sind jedoch noch nicht erforscht. (Kastner, Löbach 2010: 3f.)

Catulli verweist darauf, dass Demenz nicht zwingend mit einer typischen Alterserkrankung gleichgesetzt werden sollte, denn Menschen mit Down-Syndrom oder AIDS-Kranke können, ebenso wie Alkoholiker, bereits in jungen Jahren dement werden. (Kors; Seunke 2001: 122 in Catulli 2007: 14)

Allgemeine Inzidenz

Die Inzidenz ist neben der Prävalenz eine weitere Kenngröße der Epidemiologie und gibt den Anteil der Neuerkrankten in der Bevölkerung in einem bestimmten Zeitraum (etwa einem Jahr) wieder. Die Inzidenz dementieller Erkrankungen steigt mit steigendem Lebensalter signifikant an. Gegenwärtig wird bei ca. 200.000 Personen im Jahr erstmalig die Diagnose „Demenz" gestellt. (Kastner, Löbach 2010: 4) Das Bundesministerium geht von 250.000 Neuerkrankungen jährlich aus. (BMFSFJ 2013)

Karger und Hüsing sprechen ebenfalls von einer stark altersabhängigen Inzidenz bei dementiellen Erkrankungen: Von den 65-Jährigen und Älteren erkranken in der Bundesrepublik ca. 1,4 bis 3,2% im Laufe eines Jahres erstmals an einer

Demenz, dies entsprich ca. 200.000 Menschen. Es lässt sich eine signifikante Steigerung der Ersterkrankungshäufigkeit mit zunehmendem Alter beobachten; von weniger als 0,3% bei den bis 69-Jährigen auf 7% bei den über 90-Jährigen. (Karger, Hüsing 2011: 7)

Symptome bei dementiellen Erkrankungen

Bei einer Demenzerkrankung treten typischerweise Störungen bezüglich der Psyche, der Orientierung, der körperlichen Funktionen sowie des Verhaltens auf.

Die aus Laiensicht oft mit Demenz assoziierte Gedächtnisstörung ist hingegen nicht unbedingt ein maßgebliches Symptom für eine solche Erkrankung. Die typischen Demenzsymptome lassen sich in fünf Untergruppen einteilen:

Kognitive Symptome, psychische Störungen und Verhaltensänderungen bei Demenz (*BPSD*), psychische Symptome, Verhaltensänderungen sowie physische Symptome. (Kastner, Löbach 2010: 10)

Kognitive Symptome

Ein wesentliches Charakteristikum für eine dementielle Erkrankung sind auftretende Störungen der Denkprozesse im Allgemeinen. In den meisten Fällen sind die Symptome bei einer Demenzerkrankung schon im Frühstadium erkennbar (Ausnahme: Parkinson-Demenz). Die Einzelsymptome variieren hierbei allerdings stark, je nachdem, welcher Bereich des Gehirns wie stark geschädigt ist. Bei allen Demenzerkrankungen gilt jedoch, dass sich die kognitiven Symptome progredient verschlechtern, wenn die Erkrankung fortschreitet. Die einzelnen Symptome müssen jedoch nicht alle gleichzeitig nebeneinander auftreten; meist treten zuerst Störungen der Merkfähigkeit auf und erst über einen längeren Krankheitszeitraum zeigen sich dann Orientierungsstörungen bei den Patienten.

Zu den Einzelsymptomen zählen eine verminderte Leistung bzw. Störung des Gedächtnis', Orientierungsstörungen zunächst in unbekannter, im Krankheitsverlauf aber auch in gewohnter Umgebung sowie Störungen der Aufmerksamkeit und der Konzentration. Weiterhin eingeschränkt sind praktische Fähigkeiten sowie ein klares Urteilsvermögen und Problemlösungskompetenzen. (Kastner, Löbach 2010: 10f.)

In der frühen Phase einer dementiellen Erkrankung wird meist die Beeinträchtigung der Merkfähigkeit des Patienten offensichtlich, neue Informationen können nicht mehr richtig im Langzeitgedächtnis gespeichert werden. Dies zeigt sich etwa dann, wenn der Kranke Termine vergisst, Gegenstände verlegt oder sich nicht mehr an die Namen entfernter Bekannter erinnern kann. In dieser Phase können die Betroffenen ihre Leistungsverluste selbst noch bewusst wahrnehmen, was dazu führen kann, dass sie durcheinander geraten und sich für ihre Gedächtnislücken schämen.

Zwar sind sich Demenzpatienten mit zunehmendem Verlauf der Krankheit immer weniger über ihre Gedächtnisprobleme bewusst, jedoch leiden sie unter deren Folgen, wie etwa dem fortschreitenden Verlust der persönlichen Unabhängigkeit. Letztlich verliert der Kranke sein Wissen darüber, wer er ist bzw. war, Erinnerungen können nicht mehr abgerufen werden. (BMG 2010: 24)

Den kognitiven Symptomen bei Demenzerkrankungen lassen sich zudem Sprachstörungen (*Aphasien*) zurechnen. Diese Veränderungen des Sprachvermögens treten bereits in einem sehr frühen Stadium einer dementiellen Erkrankung auf und werden häufig bei höher gebildeten Menschen erst spät bemerkt, da diese meist aufgrund eines umfassenden Grundwortschatzes in der Lage sind, auftretende Wortfindungsstörungen unbemerkt zu umgehen.

Je nach Ausprägung und Schweregrad der Aphasie finden die Betroffenen nicht das richtige Wort bzw. verwenden Ersatzwörter oder aber erfinden ganz neue Worte. Bei der globalen Aphasie, welche als schwerste Form dieser Krankheit gilt, kommt es zu einem fortschreitenden Verlust der Sprache, so dass letztlich nur noch einzelne Worte/ Laute von dem Betroffenen geäußert werden können oder er am Ende schlimmstenfalls ganz verstummt.

Ein weiteres kognitives Symptom, welches häufig im Rahmen einer dementiellen Erkrankung auftritt, ist die sogenannte *Apraxie*: hierunter wird eine Störung der „Ausführung willkürlicher und zielgerichteter Handlungen in einem geordneten Handlungsablauf" verstanden. Geschieht diese Störung nicht durch motorische Veränderungen/ Einschränkungen, spricht man von Werkzeugstörung bzw. Apraxie. Besonders deutlich wird dieses Krankheitsbild beim alltäglichen Gebrauch von Gütern, wie etwa Hygieneartikel oder Küchenutensilien. Auch wenn die motorischen Funktionen des Demenzkranken intakt sind, können komplexe Handlungen (sich waschen, anziehen, kochen etc.) im Verlauf der Erkrankung immer weniger selbstständig umgesetzt werden, da die hierfür notwendige Hirnleistung stetig abnimmt. (Kastner, Löbach 2010: 12)

Eine Apraxie kann sich auf unterschiedliche Art und Weise ausdrücken, in manchen Fällen ist die Mimik (Apraxie des Gesichts), in anderen Fällen die Sprache (Apraxie der Sprechwerkzeuge) des Demenz-Patienten in Mitleidenschaft gezogen, auch die Gestik bzw. der Gebrauch von Werkzeugen (Extremitäten-Apraxie) kann betroffen sein. Als charakteristisch für apraktische Störungen gelten ungeschickt ausprobierende Bewegungen des Betroffenen. Diesem fällt es zunehmend schwerer, zwischen seinen eigenen Körperteilen und Gebrauchsobjekten zu unterscheiden. Deutlich wird diese Störung zum Beispiel dann, wenn eine betroffene Person sich mit dem Finger statt mit der Zahnbürste die Zähne putzen möchte oder etwa versucht, anstelle eines Schlüssels den eigenen Finger zu verwenden, um eine Tür zu öffnen. (Kliniken.de 2013)

Bei Demenzerkrankungen treten zudem Störungen des Wiedererkennens in unterschiedlichen Formen auf, welche unter dem Begriff *Agnosie* zusammengefasst werden. Übliche im Alltag auffällige Symptome sind beispielsweise das Nichterkennen von Personen (Prosopagnosie), des eigenen Krankheitsbildes (Anosognosie) oder auch das Nichterkennen des eigenen Zimmers. Obwohl die Betroffenen nicht unter sensorischen Einschränkungen leiden, gelingt es ihnen nicht, bestimmte Gegenstände bzw. Situationen als bekannt zu erfassen. (Kastner, Löbach 2010: 12)

Störungen wie Agnosie und Apraxie können auch gravierende Auswirkungen auf das Ernährungsverhalten dementiell erkrankter Menschen haben. Hier hat sich gezeigt, dass häufig ein taktiler Reiz ausreicht, damit die Betroffenen eine Handlung in Gang setzen können, beispielsweise wenn eine Pflegekraft dem Betroffenen das Besteck in die Hand gibt und die Hand dabei führt. Je mehr die kognitiven Einbußen zunehmen umso mehr taktile Reize müssen erzeugt werden, damit der Betroffene eine Handlung ausführen kann – das gesprochene Wort tritt hierbei zunehmend in den Hintergrund. (Thieme 2008: 700)

Im Verlauf einer dementiellen Erkrankung kommt es zudem zu einem Verlust der Urteilsfähigkeit und des allgemeinen Denkvermögens, da im Gedächtnis immer mehr „Lücken" entstehen. Dadurch fällt es den Patienten zunehmend schwerer, Informationen und Eindrücke sinnhaft zu ordnen bzw. zu bewerten. Entscheidungen können daher immer weniger eigenständig getroffen werden, Probleme lassen sich aufgrund fehlender logischer Schlussfolgerungen kaum mehr lösen. Eine Diskussion mit logischen Argumenten ist in einem solchen

Stadium der Krankheit nicht mehr sinnvoll, der kranke Mensch ist nicht mehr in der Lage, Erklärungen, die auf Logik beruhen, zu verstehen; auch die Gründe für sein eigenes Verhalten und seine Gefühlsäußerungen kann er nicht mehr benennen. (BMG 2010: 26)

Psychische Störungen und Verhaltensänderungen bei Demenz: BPSD

Im Rahmen einer dementiellen Erkrankung treten jedoch nicht nur kognitive Symptome auf, sondern auch nicht-kognitive und psychische Störungen. Diese sind äußerst relevant im Hinblick auf die Versorgung und Pflege wie auch Therapie der Demenzkranken. In der Wissenschaft findet sich für diesen Komplex von Symptomen oftmals die Bezeichnung **BPSD** (*behavioral and psychological symptoms of dementia*) bzw. im deutschsprachigen Raum der Begriff „*Herausforderndes Verhalten*". Einen universellen Auslöser für BPSD gibt es nicht, man spricht vielmehr von multifaktoriellen Ursachen. Jedoch gibt es aufgrund von Erkenntnissen bildgebender Verfahren Grund zur Annahme, dass BPSD als Auswirkungen von regionalen Funktionsstörungen im Gehirn zu klassifizieren sind, nicht als zufällige Ergebnisse genereller Hirnveränderungen. Häufig wird BPSD erkennbar, wenn Betroffene einen gestörten Tagesrhythmus entwickeln, v.a. Unruhe in der Nacht und Umherwandern. (Kastner, Löbach 2010: 13)

Psychische Symptome

Bei dementiellen Erkrankungen zeigen sich neben den kognitiven Symptomen sehr häufig auch psychische Veränderungen; diese verstärken sich jedoch nicht zwangsweise mit fortschreitender Erkrankung, sondern können sich verändern oder auch zurückbilden. Dabei nehmen die auftretenden Symptome in den meisten Fällen die vielfältigen Formen und Ausprägungen anderer psychischer Erkrankungen an, so dass eine exakte Diagnose nicht ohne weiteres erfolgen kann. Trotz dieser symptomatischen Vielfalt lassen sich vier zentrale psychische Symptome bei Demenzerkrankungen herausstellen: Angst, Misstrauen, Furcht sowie Depressivität, des Weiteren Verkennungen und Halluzinationen und schließlich Frustrationen. (Kastner, Löbach 2010: 13f.)

Angst: Charakteristisch für Ängste sind ihre generalisierte Form bzw. ihre unspezifischen Auslöser. Ängste können auftreten in der Dunkelheit oder beim Betreten größer Räume, ebenso kommen Ängste vor dem Alleinsein oder ganz allgemein vor dem Verlassen werden auf. Unerlässlich bei der Beurteilung von Ängsten im Rahmen einer dementiellen Erkrankung ist die sogenannte

„Biographie-Arbeit", hierdurch können frühere Phobien und eventuelle Traumata des Betroffenen analysiert und aufgearbeitet werden. (Kastner, Löbach 2010: 14f.)

Depressivität: Im Rahmen einer dementiellen Erkrankung können depressive Symptome sowohl als „Folge der organischen Veränderungen, als Folge der psychischen Verarbeitung der zunehmenden kognitiven Leistungseinbußen oder aber als Symptom einer parallel auftretenden eigenständigen depressiven Erkrankung" auftreten. Nicht immer trifft also die aus Sicht der Angehörigen/ Betreuer nachvollziehbare reaktiv depressive Störung zu, denn viele Demenzkranke befinden sich oftmals auch in einer fröhlichen Stimmungslage. Eine Depression, gleich welchen Ursprungs, sollte jedoch stets genauestens analysiert werden, da gerade im Frühstadium einer derartigen Erkrankung eine etwaige Selbstmordneigung verstärkt auftreten kann. (Kastner, Löbach 2010: 15)

Verkennungen und Halluzinationen: Verkennungen lassen sich besonders häufig bei Demenzkranken beobachten, die unter Einschränkungen im Seh- und/oder Hörbereich leiden und daher sensorisch vieles nicht mehr richtig wahrnehmen und einordnen können. Gehäuft passieren solche Fehleinschätzungen bei schlechter Beleuchtung oder in der Nacht; reale Gegenstände (Kleidungsstück, Spazierstock etc.) werden hier beispielsweise mit Personen verwechselt, die dann als „Einbrecher" bewertet werden.

Gerade bei Patienten mit vaskulärer Demenz treten Halluzinationen gehäuft auf; auch wahnähnliche Symptome („Bestehlungswahn", Demenzkranker verdächtigt Angehörige/ Pflegekräfte des Diebstahls) werden häufig im Zusammenhang mit einer dementiellen Erkrankung beobachtet. (Kastner, Löbach 2010: 15f.)

Verhaltensänderungen

Verhaltensänderungen treten sehr häufig im Rahmen akuter Verwirrtheitszustände auf bzw. sind oft im mittelschweren Verlauf einer dementiellen Erkrankung vorzufinden. Diese Reaktionen bzw. Verhaltensweisen sind sehr vielfältig und unterschiedlich stark ausgeprägt; zu den Veränderungen zählen Unruhe und Agitiertheit, Rufen und Schreien, verbale und körperliche Aggressivität, beständiges An- und Ausziehen, Sammeln und Verstecken sowie sexuelle Enthemmung.

Besonders oft tritt das Symptom **Unruhe** (in Fachliteratur als *Agitiertheit* bezeichnet) auf; man unterscheidet hier zwischen verschiedenen Formen: Apathie und Antriebsminderung, Rufen und andere akustische Störungen, Wandern und Weglaufen sowie Agitiertheit mit und ohne Aggression. Beim dem sogenannten *Sun-Downing (Sonnenuntergangsphänomen)* erfahren die motorische Unruhe bzw. die Verhaltensauffälligkeiten von geronto-psychiatrischen Patienten eine zunehmende Steigerung im Tagesverlauf bzw. sind abends am stärksten ausgeprägt. Dieses Phänomen ist noch nicht ursächlich erforscht, vermutet werden aber hormonelle Einflüsse/ Veränderungen. Das ziellose Umhergehen und Weglaufen von Demenzpatienten birgt einige Gefahren mit sich, denn der Betroffene verirrt sich in unbekannter Umgebung und gerät dadurch in psychischen Stress, das Risiko für Stürze und daraus resultierende Verletzungen steigt und häufig kommt es zu sozialen Konflikten mit Mitbewohnern/ Passanten, wodurch eine Fremdgefährdung manchmal nicht ausgeschlossen werden kann. (Kastner, Löbach 2010: 16f.)

Aggressivität: Aufgrund einer krankheitsbedingten emotionalen Instabilität und dem zunehmenden Verlust der Impulskontrolle sowie damit einhergehender Überreizung und Überforderung legen Demenzkranke häufig aggressive Verhaltensweisen an den Tag. Diese Form der Aggressivität ist jedoch meist nicht gezielt oder gar geplant, die Betroffenen wollen oftmals lediglich „in Ruhe gelassen" werden und versuchen so, Distanz aufzubauen. Die pflegerische Grundversorgung bzw. notwendige medizinische Maßnahmen können dadurch häufig nur erschwert durchgeführt werden. (Kastner, Löbach 2010: 18)

Sammeln und Verstecken: Gerade in Alten- und Pflegeheimen wird häufig beobachtet, dass dementiell erkrankte Personen ein zwanghaftes Verhalten entwickeln, indem sie eigenen Besitz wie etwa Besteck, Kleidungsstücke oder auch Essen und Müll anhäufen und horten. Solange aber nichts dagegen spricht, d.h. andere Personen hierdurch nicht gefährdet oder hygienische Maßnahmen vernachlässigt werden, kann dieses Verhalten durchaus dazu beitragen, die psychische Befindlichkeit des Betroffenen zu stabilisieren. (Kastner, Löbach 2010: 18)

Sexualität: Bedingt durch die organischen Veränderungen im Gehirn kann das sexuelle Verhalten Demenzkranker deutlich von der Norm abweichen; dies reicht von dem einen Extrem wie etwa öffentliches Entkleiden, Verwendung vulgärer Worte oder auch sexuelle Übergriffe bis zu Erektionsstörungen, Libido-Verlust oder gar zum vollständigen Verlust jeglicher Sexualität. (Kastner, Löbach 2010: 19)

Körperliche Symptome

Spätestens im fortgeschrittenen Stadium einer dementiellen Erkrankung leiden alle Betroffenen unter zusätzlichen körperlichen Symptomen, welche meist die „schwere Phase" einläuten, in der pflegerische Maßnahmen in den Fokus der Versorgung und Behandlung rücken. Zu diesen Symptomen bzw. Störungsbildern zählt man Gangstörungen (→ dadurch häufiges Stürzen), Störungen des Schluckaktes, vermindertes Hunger- und Durstgefühl, Bewegungseinschränkungen sowie Inkontinenz. Neben massiver Unruhe und Aggressivität gehören körperliche Symptome mittlerweile zu den zentralen Gründen für einen Heimeintritt. (Kastner, Löbach 2010: 19)

Schlafstörungen, gestörter Schlaf-Wach-Rhythmus: Demenzkranke sind besonders häufig von wiederholten Unterbrechungen des Schlafes betroffen und weisen dadurch eine insgesamt reduzierte Schlafmenge auf, welche zum Teil durch Schlafphasen am Tag kompensiert wird/ werden kann. Aber auch ein vermehrtes Schlafbedürfnis in Verbindung mit generalisierter Antriebslosigkeit ist im Rahmen einer Demenz nicht ungewöhnlich. Ursachen hierfür sind sowohl biologisch begründet, denn mit fortschreitender Demenz weiten sich auch die degenerativen Veränderungen des Gehirns aus, welche für eine Störung der „inneren Uhr" verantwortlich zeichnen. Aber auch die kognitiven Störungen bewirken, dass Uhren oder andere externe Zeitgeber nicht mehr hinreichend beachtet werden, wodurch es häufig zu Rhythmuswechseln bzw. -störungen kommen kann. (Kastner, Löbach 2010: 19f.)

Mobilitätseinschränkungen: Im fortgeschrittenen Stadium einer Demenzerkrankung kommt es bei fast allen Ausprägungen dieser Krankheitsform zu deutlichen Einschränkungen der Mobilität. Ursache hierfür sind meist vaskuläre (die Blutgefäße betreffende) Veränderungen des Gehirns bzw. Veränderungen der Gehirnsubstanz an sich. Therapeutische Erfolge sind hier nur äußerst unwahrscheinlich, weshalb das Augenmerk hauptsächlich auf der Erhaltung der verbliebenen Mobilität liegt. (Kastner, Löbach 2010: 20)

Schmerzen und Sensibilitätseinschränkungen: Auch die Wahrnehmung von Schmerzen ist bei Demenzpatienten sehr häufig anders ausgeprägt bzw. gestört. Hier gibt es jedoch keine einheitliche Symptomatik; das Spektrum reicht von ausgeprägter Übersensibilität oder Schmerzempfindung (bei Wärme/ Kälte, leichten Berührungen) bis zu einer deutlichen Reduktion sensibler Wahrnehmungen bzw. Schmerzen, was für die Betroffenen mit einem höheren Risiko für Unfälle und Krankheiten verbunden ist – selbst Frakturen oder gar Herzinfarkte werden in solchen Fällen vom Patienten selbst nicht wahrgenommen. (Kastner, Löbach 2010: 21)

Harninkontinenz: Das Problem der Inkontinenz tritt größtenteils in mittleren und schweren Demenzstadien auf; unterschieden werden hierbei einige Unterarten: Wenn Betroffene beispielsweise durch apraktische oder agnostische Veränderungen nicht in der Lage sind, die Toilette rechtzeitig zu finden, fällt dies in die Kategorie „Kognitive Inkontinenz". Anders verhält es sich hingegen bei der „Dranginkontinenz", wobei der Urinverlust durch einen nicht kontrollierbaren Harndrang hervorgerufen wird. Aufgrund der krankheitsbedingten sensorischen Störungen von dementiell erkrankten Personen in der fortgeschrittenen Krankheitsphase tritt eine solche Form der Inkontinenz ebenfalls sehr häufig auf. (Kastner, Löbach 2010: 21f.)

Risikofaktoren und Prävention

Mittlerweile ist bekannt, dass genetische Faktoren bei der Entstehung von Alzheimer allenfalls eine untergeordnete Rolle spielen. Durch eine Demenzerkrankung bei Verwandten ersten Grades (Eltern, Kinder oder Geschwister) wird das Risiko, selbst daran zu erkranken, nur geringfügig erhöht. Jedoch gibt es eine, wenn auch geringe, Anzahl von Familien, bei denen die Alzheimer-Krankheit von einer Generation auf die folgende vererbt wird; dies lässt sich auf Mutationen (Abwandlungen der Erbinformation) bestimmter Chromosomen zurückführen. In solchen Fällen setzen die typischen Symptome für diese Krankheitsform bereits sehr früh ein (zwischen 35. und 60 Lebensjahr), der Krankheitsverlauf schreitet sehr rasch fort und die Krankheit tritt in mehreren Generationen auf. (Braas et al. 2005: 2)

Der Hauptrisikofaktor für das Auftreten der meisten Demenzformen ist schnell benannt: das Alter. Während der Anteil der Menschen mit Alzheimer-Demenz in der Altersgruppe der 65 bis 70-Jährigen bei weniger als 3% liegt, sind im Alter von 80 Jahren rund 20% davon betroffen; ca. 30% der 90-Jährigen. (BMG 2010: 9ff)

Auch Braas et al. sehen in dem Alter den wichtigsten Risikofaktor für die Entstehung einer Alzheimer-Krankheit. So haben auch einige Studien gezeigt, dass Frauen im Durchschnitt häufiger an einer dementiellen Erkrankung vom Typ Alzheimer erkranken als Männer. Dieser Umstand lässt sich darauf zurückführen, dass Frauen in der Regel eine höhere Lebenserwartung als Männer aufweisen – wäre die Lebenserwartung bei beiden Geschlechtern identisch, hätte dies ein ausgewogenes Verhältnis der Erkrankungen bei Männern und Frauen zur Folge. Des Weiteren können schwere Kopfverletzungen mit Bewusstseinsverlust sowie frühere depressive Erkrankungen das individuelle Risiko an der Alzheimer-Krankheit zu erkranken, etwas erhöhen. Bei einer frühzeitigen medizinischen Behandlung dieser Faktoren kann der Alzheimer-Krankheit jedoch nachgewiesenermaßen vorgebeugt werden. (Braas et al. 2005: 2)

Präventiv wirkt sich hingegen geistige Aktivität aus: epidemiologische Daten zeigen, dass intellektuell aktive Menschen seltener an der Alzheimer-Krankheit erkranken als Personen, die sich geistig nur in geringem Maß betätigen. Außerdem lässt sich ableiten, dass regelmäßige körperliche Bewegung sowie eine abwechslungsreiche und gesunde Ernährung ebenfalls dazu beitragen können, das Risiko einer dementiellen Erkrankung zu senken. Auch soziale Teilhabe sorgt für einen präventiven Effekt bezüglich einer späteren dementiellen Erkrankung. Dabei sollte frühzeitig mit präventiven Maßnahmen begonnen werden, denn der neurobiologische Krankheitsprozess setzt bereits 15 bis 30 Jahre vor dem ersten Auftreten der klinischen Symptome ein – somit ist die Prävention besonders für die Altersgruppe ab 40 Jahren von Bedeutung. (BMG 2010: 9ff)

Bei vaskulären Demenzen gilt, dass das Auftreten einer solchen Form von Demenz begünstigt werden kann durch Faktoren, welche allgemein als risikofördernd für Gefäßerkrankungen gelten, hierzu zählen etwa Bluthochdruck, Herzerkrankungen, Diabetes mellitus sowie Tabakkonsum. Präventiv wirken sich hingegen auch hier regelmäßige körperliche Bewegung, ein gesundes Ernährungsverhalten, ein Verzicht auf Nikotin sowie eine konsequente Therapie der zuvor genannten Erkrankungen aus. (BMG 2010: 11)

Diagnose und Therapie von Demenzerkrankungen

Bei der Alzheimer-Krankheit kann die eindeutige Diagnose gegenwärtig erst dann gestellt werden, wenn die Betroffenen bereits das Stadium der Demenz erreicht haben. Tests im Hinblick auf die geistige Leistungsfähigkeit sowie eine gezielte Befragung des Patienten und seiner Bezugspersonen können dem behandelnden Arzt Auskunft über das charakteristische Symptommuster bzw. den typischen Verlauf der Erkrankung liefern. Anhand einer eingehenden körperlichen Untersuchung sowie dem Hinzuziehen bildgebender Verfahren wie Computertomographie oder Kernspinresonanztomographie kann der Mediziner eine exakte Diagnose stellen und andere in Frage kommende ursächliche Faktoren für eine Demenz ausschließen. Endgültige Sicherheit bezüglich der Diagnose kann eine Gewebeentnahme aus dem Gehirn (Biopsie) liefern. (Braas et al. 2005: 3)

Catulli verweist darauf, dass neben den Familienangehörigen vor allem der eigene Hausarzt bei alten Menschen ein sehr hohes und gefestigtes Vertrauen genießt und daher meist auch als primäre Anlaufstelle bei medizinischen und sozialen Problemen dient. Obwohl Schätzungen davon ausgehen, dass zwischen 80 und 90% der Demenzkranken von ihrem Hausarzt behandelt werden (vgl. Riedel-Heller et al. in BMFSFJ 2002: 168), konstatieren einige Studien prekäre Wissensdefizite hinsichtlich Demenzerkrankungen bei den behandelnden Allgemeinmedizinern. Hier zeigt sich eine starke Diskrepanz zwischen Anspruch und Wirklichkeit bzw. zwischen dem, was an Leistungen und Funktionen von ärztlicher Seite aus optimaler weise erbracht werden sollte und wie dies in der Realität tatsächlich geschieht. Das Idealbild des Hausarztes als Lotse, als Gatekeeper im komplexen Gesundheitswesen, der nicht nur frühestmöglich die Diagnose einer möglichen dementiellen Erkrankung ausspricht, sondern auch Betroffene und Angehörige bei allen erforderlichen diagnostischen wie therapeutischen Maßnahmen weiterhin unterstützt und begleitet, kann im tatsächlichen medizinischen Behandlungsalltag meist nicht erfüllt werden. Zu den möglichen Ursachen hierfür zählen neben zu seltenen Konsultationen der potentiell dementen Patienten ein Zeitmangel auf ärztlicher Seite sowie eine „diagnostische Unsicherheit" (Hesse 2002: 56) der Mediziner. (Catulli 2007: 21ff)

Für das Gros der derzeit bekannten Demenzerkrankungen existiert (noch) keine Therapie, welche zu einer Heilung des Patienten führt. Jedoch lassen sich gerade im frühen und mittleren Alzheimer-Stadium die Symptome durch spezifische

Medikamente lindern; zudem kann der Krankheitsverlauf bzw. das Absterben der Nervenzellen dadurch meist hinausgezögert werden. Als Medikamente kommen Mittel gegen Gedächtnis- und Konzentrationsstörungen sowie gegen Depressionen zum Einsatz – bei einer rechtzeitigen Behandlung gewinnen Betroffene dadurch mehr Lebenszeit und -qualität. Durch sogenannte Antidementiva lässt sich der Gedächtnisverlust zumindest für einige Zeit aufhalten. Gegen Depressionen, die häufig als Reaktion auf die Diagnose „Alzheimer" eintreten bzw. auch durch den Verlust der Nervenzellen selbst verursacht werden können, helfen Antidepressiva. In manchen Fällen kann es vorkommen, dass Demenzkranke ein aggressives Verhalten an den Tag legen bzw. unter Wahnvorstellungen leiden. Hier können sogenannte Neuroleptika helfen, welche die auftretenden Symptome (Sinnestäuschungen, Verfolgungswahn) unterdrücken. (BMFSFJ 2013)

Jedoch sind die zahlreichen Medikamente, welche zur Linderung der Symptome von dementiellen Erkrankungen (Unruhe, Schlafstörungen, Sinnestäuschungen, Angst etc.) beitragen sollen, selbst nicht frei von Nebenwirkungen und sollten daher nur nach genauem ärztlichen Abwägen verabreicht werden. (BMG 2010: 16f.)

Im Rahmen ihrer Empfehlungen zur Therapie dementieller Erkrankungen verweist die Deutsche Gesellschaft für Gerontopsychiatrie und -psychotherapie (*DGGPP*) darauf, dass die Grundvoraussetzung für eine erfolgreiche Behandlung eine möglichst frühzeitige Diagnose sowie „ein therapeutisches Gesamtkonzept, welches – je nach Schwere der Erkrankung – medikamentöse und psychosoziale Maßnahmen umfasst", sind. Idealerweise wird dieses Konzept in Abhängigkeit des Erkrankungsstadiums vom betroffenen Patienten, seinen Angehörigen, dem behandelnden (Haus-)arzt sowie den beteiligten Therapeuten, Pflege- und Sozialdiensten „gemeinsam verantwortlich und sich ergänzend getragen". Zudem sollte stets im Hinterkopf verankert sein, dass nicht allein eine Verbesserung der Symptomatik, sondern auch ein Stillstand/ Anhalten bzw. eine Verlangsamung des Krankheitsverlaufs als Therapieerfolg gewertet werden können. (DGGPP 2004: 2)

Gegenwärtig wird in erster Linie versucht, durch eine gezielte Behandlung die Lebensqualität des Kranken sowie seiner Angehörigen zu erhöhen, denn auch nicht-medikamentöse Therapieverfahren spielen bei dementiellen Erkrankungen eine nicht zu vernachlässigende Rolle. So kann eine Psychotherapie den Betroffenen beispielsweise helfen, die Diagnose besser zu bewältigen und somit wieder zu einer verbesserten Lebensqualität zu gelangen. Auch durch Musik- und Kunsttherapien sowie gezielte Bewegungsübungen können verbliebene Fähigkeiten und Fertigkeiten des Kranken trainiert werden, wodurch auch dessen Selbstgefühl gestärkt werden kann.

Ein weiterer Ansatzpunkt kann die sogenannte „Milieutherapie" sein, bei der die äußeren Umstände an die Erlebenswelt der Demenzkranken angepasst werden, da es den Patienten aufgrund ihrer Krankheit immer weniger gelingt, sich ihrer Umgebung anzupassen. (BMG 2010: 16f.)

Die Milieutherapie eignet sich in allen Stadien der Alzheimer-Krankheit und ist darauf ausgerichtet, Wohn- und Lebensräume dermaßen umzugestalten, dass Betroffene sich darin wieder wohlfühlen können. Angenehme Materialien (weiche Stoffe, glattes Holz) sowie Düfte von beliebten Parfüms oder auch Lieblingsblumen können selbst im fortgeschrittenen Stadium der Krankheit bei den Betroffenen positive Erinnerungen wecken und gleichsam allgemeine Verhaltensstörungen lindern.

Eine besondere Stellung innerhalb der nicht-medikamentösen Behandlung von Alzheimer nimmt die sogenannte Autobiografische Arbeit ein. Diese eignet sich vor allem in einem frühen bis mittleren Stadium der Krankheit. Hierbei wird mittels Fotos, Büchern und persönlichen Gegenständen des Erkranken versucht, bei diesem positive Erinnerungen an frühere Lebensabschnitte und Erlebnisse zu erwecken. Unterstützt wird dies durch gezielte Gespräche mit dem Erkrankten, die entweder allein oder auch in der Gruppe stattfinden können. Aufgrund dessen kann es gelingen, dass Demenzkranke für lange Zeit das Gefühl für die eigene Identität bewahren können und dadurch ihre Sicherheit im Alltag wieder (teilweise) zurückgewinnen. (BMFSFJ 2013)

Prof. Dr. Astrid Hedtke-Becker macht darauf aufmerksam, dass die Verwirrtheit bei schwer dementen Menschen „nicht aufgehoben, sondern nur gemildert und das daraus resultierende Unglück verringert werden kann". Glücklicherweise hätten die meisten dementen Menschen (Becker spricht hier von ca. 80%) eine eher euphorische, freundlich-zugewandte seelische Grundhaltung, was den Umgang mit ihnen erleichtert. Dementiell erkrankte Menschen, welche häufig ein sehr aggressives Verhalten zeigen, bedürfen dagegen einer professionellen Pflege und Betreuung, da die Angehörigen mit einem solchen Verhalten in den meisten Fällen überfordert sind. (Hedtke-Becker 2001: 63)

Betreuung und Pflege von Demenzkranken

Pflegedefinition

Bevor im weiteren Verlauf unterschiedliche Pflegekonzepte und -modelle bei Demenzerkrankungen vorgestellt werden, hat zunächst eine grundlegende Einordnung bzw. Definition des Begriffs „Pflege" zu erfolgen.

Auf der Internetseite des *International Council of Nurses, ICN* findet sich hierzu folgende Begriffsbestimmung:

„Nursing encompasses autonomous and collaborative care of individuals of all ages, families, groups and communities, sick or well and in all settings. Nursing includes the promotion of health, prevention of illness, and the care of ill, disabled and dying people. Advocacy, promotion of a safe environment, research, participation in shaping health policy and in patient and health systems management, and education are also key nursing roles". (ICN 2010)

Der *Deutsche Berufsverband für Pflegeberufe DBfK* übersetzt dieses Verständnis wie folgt:

„Pflege [im professionellen Sinn] umfasst die eigenverantwortliche Versorgung und Betreuung, allein oder in Kooperation mit anderen Berufsangehörigen, von Menschen aller Altersgruppen, von Familien oder Lebensgemeinschaften, sowie von Gruppen und sozialen Gemeinschaften, ob krank oder gesund, in allen Lebenssituationen (Settings).

Pflege schließt die Förderung der Gesundheit, Verhütung von Krankheiten und die Versorgung und Betreuung kranker, behinderter und sterbender Menschen ein.

Weitere Schlüsselaufgaben der Pflege sind Wahrnehmung der Interessen und Bedürfnisse (Advocacy), Förderung einer sicheren Umgebung, Forschung, Mitwirkung in der Gestaltung der Gesundheitspolitik sowie im Management des Gesundheitswesens und in der Bildung". (DBfK 2013)

Kastner und Löbach verweisen darauf, dass es bei Pflege stets darum geht, sich mit den „Reaktionen eines Menschen auf eine entweder bereits vorhandene Erkrankung, Behinderung oder durch andere Faktoren bedingte Beeinträchtigung der Alltagskompetenzen oder seinen Umgang mit

Gesundheitsgefährdungen" auseinander zu setzen. Anders als in der Medizin spielen hierbei ergo Diagnostik und Therapie von Störungen und Erkrankungen eine untergeordnete Rolle, von zentralem Interesse ist hingegen die „Alltagsbewältigung" der Betroffenen. (Kastner, Löbach 2010: 86)

Dementielle Erkrankungen spielen eine immer größere Rolle im pflegerischen Alltag, jedoch kann bei diesen meist progredient verlaufenden, nicht heilbaren Krankheitsformen von „gesund pflegen" nicht die Rede sein – die Pflege von Personen mit einer derartigen Erkrankung bedeutet vielmehr eine „Begleitung der Betroffenen auf deren Weg, der mit zunehmenden Verlusten einhergeht und schließlich zum Tod führt". Pflegepersonen kommt unweigerlich eine „Schlüsselrolle im Umgang mit den Betroffenen und deren Angehörigen" zu, denn in vielen Fällen findet eine emotionale Orientierung der Betroffenen an der Haltung der Pflegekräfte statt, sie erhoffen sich Rat und Unterstützung. Als primäres Ziel bei der Pflege von Demenzpatienten gilt die „Bewahrung bzw. Förderung und nach Möglichkeit die Wiederherstellung von relativem physischem und psychischem Wohlbefinden, von Fähigkeiten und von größtmöglicher Sicherheit der betroffenen Person". Von Bedeutung ist hierbei zudem die Anerkennung und Unterstützung der individuellen Wünsche und Bedürfnisse der zu versorgenden Person sowie die Stärkung deren Selbstachtung. (Kastner, Löbach 2010: 89f.)

Prof. Dr. Doris Schaeffer und Dr. Klaus Wingenfeld vom Institut für Pflegewissenschaft an der Universität Bielefeld weisen in diesem Kontext darauf hin, dass zu der Zeit, als nur begrenzte medizinische und pharmakologische Behandlungsmöglichkeiten zur Verfügung standen, Aids als sogenannte *nursing disease* (Corless et al. 2006) bezeichnet wurde, da der Pflege bzw. den Versorgungsaspekten (*care*) von Aids-Erkrankten aufgrund mangelnder wirksamer Behandlungsmethoden (*cure*) damals eine herausragende Stellung zukam. Diese Situation lasse sich nun auf dementielle Erkrankungen durchaus übertragen; Demenz kann ebenfalls als eine *nursing disease* betrachtet werden, als „eine Krankheit, bei der der Pflege ein wichtiger Part für die Betreuung und Versorgung zukommt". Den vielfältigen, verbesserten Behandlungsmöglichkeiten zum Trotz sind Demenzerkrankungen bislang „in aller Regel mit einem im Verlauf steigenden und zunehmend komplexer werdenden Bedarf an Unterstützung und Pflege verbunden". (Schaeffer, Wingenfeld 2008: 293f.)

Stadiengerechte Versorgung und Betreuungsangebote bei dementiellen Erkrankungen

Zwar existieren mittlerweile sehr unterschiedliche Einschätzungen der spezifischen Probleme und Bedürfnisse von dementiell erkrankten Personen, jedoch besteht ein weitgehender Konsens bei der Betreuung und Pflege der Betroffenen darin, dass der Abbau geistiger Kräfte aufgrund von neurologischen Beeinträchtigungen letztlich nur verzögert und nicht abgewendet werden kann.

Daher verfolgt die Betreuung von Demenzpatienten vorrangig das Ziel, „mithilfe von positiver Arbeit an der Person, die persönliche Wesenheit, also die Identität dieses Menschen, zu erhalten". (Thieme 2008: 470)

Das jeweilige Stadium der Krankheit bestimmt letztlich, welche Art der Pflege- und Betreuungsmöglichkeiten für die Betroffenen bzw. Unterstützungsmöglichkeiten für die Angehörigen in Frage kommen. Während im frühen Stadium ambulante Hilfen wie ehrenamtliches Engagement, Sozialstationen oder auch spezielle Betreuungsgruppen für Demenzkranke in Betracht kommen, ist im mittleren Stadium bereits eine wirksamere Entlastung für die Angehörigen notwendig: Hier empfiehlt es sich, auf die Hilfe ambulanter Dienste bzw. auf das Angebot der Tages- und Kurzzeitpflege zurückzugreifen. Wenn im späten Stadium einer dementiellen Erkrankung die fortgeschrittene Pflegebedürftigkeit einer Person die Angehörigen zuhause vor immer größere Herausforderungen stellt und Belastungen mit sich bringt, entsteht oft die Notwendigkeit, den Patienten in einem Pflegeheim bzw. der gerontopsychiatrischen Abteilung einer Klinik unterbringen zu lassen. (Braas et al. 2005: 96)

Auch Catulli verweist darauf, dass Demenz eine Erkrankung darstellt, welche nicht nur den dementen Menschen selbst betrifft, sondern auf gravierende Art und Weise auch die Lebenswelt der pflegenden Angehörigen verändern kann – dem familiären Netz wird im Krankheitsverlauf eine beachtliche Anpassungsleistung abverlangt. (Catulli 2007: 9)

Im Folgenden sollen nun verschiedene Formen der Versorgung und Betreuung von dementiell erkrankten Personen vorgestellt und, sofern der Autorin bekannt, anhand von exemplarischen Maßnahmen in der Praxis näher erläutert werden. Dabei wird vorab darauf hingewiesen, dass im Rahmen dieser Arbeit nicht die gesamte Bandbreite der Angebote und Möglichkeiten vorgestellt werden kann und die Praxisbeispiele frei nach eigenem Empfinden ausgewählt wurden und daher kein Anspruch auf Vollständigkeit erhoben wird.

Eigene Wohnung

Bei Menschen mit Alzheimer oder einer anderen Form der Demenz ist es durchaus möglich, dass sie im frühen und mittleren Stadium der Krankheit noch im eigenen Zuhause wohnen bleiben können. Notwendig ist hierbei jedoch, dass sich Betroffene und Angehörige rechtzeitig informieren, welche gesellschaftlichen Hilfsangebote es gibt bzw. was im individuellen Fall erwünscht und möglich ist. Zwar liegt diese Entscheidung bei dem Erkrankten und seiner Familie selbst, jedoch haben auch äußere Faktoren hierauf einen großen Einfluss: Das Ausmaß der Angebote sowie die finanzielle Lage des Demenzkranken und seiner Angehörigen bestimmen letztlich den Rahmen der Betreuungsmöglichkeiten.

Die meisten Menschen wünschen sich, ihren Lebensabend zuhause in vertrauter Umgebung zu verbringen, denn mit der eigenen Wohnung werden meist auch Erinnerungen an die eigene Biografie bzw. das Familienleben verbunden, ein Aspekt, welcher im Allgemeinen ein Gefühl der Sicherheit bei Menschen hervorruft. Zudem stellt für viele Menschen das Leben in der eigenen Wohnung einen Ausdruck von Individualität dar; dies ist der Bereich, in dem sich der Mensch als Einzelner in hohem Maße verwirklichen kann. Das Wohnen gilt neben der Arbeit als ein äußerst bedeutsamer Aspekt im Leben eines adoleszenten Menschen, welcher Identität stiftet. Damit einhergehend kann Wohnen auch Ausdruck der eigenen Souveränität sein, die Selbstständigkeit einer Person wird häufig darin offenbar, dass sie über einen eigenständigen Bereich zum Wohnen und Leben verfügt. (Thieme 2008: 662)

Derzeit leben in der Bundesrepublik immerhin zwei von drei Demenzkranken weiterhin zuhause; meist gelingt dies allerdings nur, wenn nahe Angehörige dabei einen Großteil der Versorgung und Betreuung übernehmen. Gegenwärtig sind es weiterhin vor allem Ehefrauen, Töchter oder auch Schwiegertöchter, welche zur "Hauptpflegeperson" des Angehörigen werden. Jedoch sind die zu bewältigenden Aufgaben für einen einzelnen Menschen sehr anstrengend und zeitintensiv. Gerade wer selbst unter gesundheitlichen Problemen leidet oder im Beruf viel leisten muss, kann nicht noch rund um die Uhr einen Demenzkranken im fortgeschrittenen Stadium betreuen. Da Demenzkranke jedoch im Verlauf der Erkrankung immer mehr Hilfe im Alltag benötigen, empfiehlt es sich für pflegende Angehörige, die Unterstützung der Gesellschaft anzunehmen. Sowohl

Kommunen und engagierte Ehrenamtliche als auch private Pflegedienste offerieren vielfältige Möglichkeiten, Demenzpatienten und ihren Angehörigen das Leben mit der Krankheit einfacher zu gestalten. (BMFSFJ 2013) Zahlenmäßig gesehen ist die Familie der „größte Pflegedienst der Welt", aufgrund dessen ist es von hoher Bedeutung, nicht nur die Bedürfnisse bzw. Bedarfe von Pflegebedürftigen, sondern auch deren Bezugspersonen zu achten. Pflegende Angehörige geraten durch ihre verantwortungsvolle und zeitintensive Tätigkeit häufig selbst an ihre psychischen und physischen Grenzen; hier bedarf es der gezielten Unterstützung von außen, um einer chronischen Überforderung vorzubeugen. Denn die Angehörigen müssen nicht nur lernen, mit der zunehmenden Hilfebedürftigkeit des Betroffenen umzugehen, sondern auch mit den zahlreichen Verhaltensänderungen, welche krankheitsbedingt immer öfter und stärker zum Vorschein kommen. (Thieme 2008: 678f.)

Durch das Engagement ehrenamtlicher Helfer werden pflegende Angehörige stark entlastet und können sich so selbst gelegentlich eine „Verschnaufpause" gönnen. Abgesehen von der pflegerischen Grundversorgung benötigen Demenzkranke auch angemessene Beschäftigung sowie regelmäßige Bewegung – der Einsatz von Pflegekräften in den Haushalten von pflegebedürftigen Menschen ist jedoch zeitlich stets begrenzt, ein tiefer gehender persönlicher Kontakt bzw. das Gespräch mit dem erkrankten Menschen lässt sich allenfalls dann herstellen, wenn Pflegekräfte bereit sind, einen Teil ihrer Freizeit zu opfern. Daher bietet es sich besonders bei der Versorgung bzw. Betreuung von Demenzpatienten an, auf ehrenamtliche Hilfe zurückzugreifen. Durch das Engagement von ehrenamtlichen Helfern können den Betroffenen "niedrigschwellige Angebote" offeriert werden, welche vor allem darauf abzielen, angenehme Emotionen und Erinnerungen hervorzurufen, welche das Wohlbefinden des Demenzpatienten fördern können. Diese Tätigkeiten können ganz unterschiedlich ausfallen und sich an den Wünschen und Möglichkeiten des Betroffenen ausrichten, denkbar sind etwa gemeinsame Spaziergänge im Park, gemeinsames Singen von bekannten Melodien aus der Jugend des demenzkranken Menschen, gemeinsames Anschauen alter Fotoalben, um Erinnerungen zu erwecken oder auch das gemeinsame Zubereiten und Einnehmen von Mahlzeiten. Durch derartige ehrenamtliche Hilfe können pflegende Angehörige spürbar entlastet werden, das Zusammenleben mit dem demenzkranken Familienmitglied erfährt so eine positive Entwicklung. Um eine adäquate Betreuung sicherzustellen, nehmen ehrenamtliche Helfer in der Regel vorab an einer speziellen Schulung teil, welche dazu befähigen soll, die krankheitsbedingten Verhaltensänderungen des Betroffenen sowie die Herausforderungen, die sich daraus für ein soziales Zusammenleben ergeben, zu erkennen bzw. zu berücksichtigen. Des Weiteren werden Möglichkeiten und Methoden vermittelt, mit Demenzkranken zu kommunizieren bzw. diese stadiengerecht zu beschäftigen. (BMFSFJ 2013)

Solche ehrenamtlichen Laienhelfer werden von einigen Vereinen, Helferdiensten und Initiativgruppen vermittelt, sie sollen sowohl für Anregung und Abwechslung bei der demenzkranken Person als auch für ein gewisses Maß der Entlastung bei den pflegenden Angehörigen sorgen. Auch diese ehrenamtlichen Helfer erhalten für gewöhnlich eine stundenweise Vergütung, welche die Pflegekasse bei Vorliegen einer Pflegestufe des Patienten in der Regel rückerstattet. (Braas et al. 2005: 97)

Wenn die Angehörigen und in manchen Fällen auch die Nachbarn die Versorgung und Pflege des demenzkranken Menschen schließlich nicht mehr alleine leisten können, empfiehlt es sich, professionelle Hilfe im Sinne ambulanter Pflege in Anspruch zu nehmen.

Von hoher Bedeutung ist es hierbei, dass die Pflege die Selbstständigkeit sowie das Selbstwertgefühl des Patienten unterstützt; Überfürsorge führt letztlich dahin, dass der Patient immer weniger dazu in der Lage ist, eigenständig zu agieren. Daher sollte stets das Gebot der „Hilfe zur Selbsthilfe" bzw. einer aktivierenden Pflege geachtet werden. (Braas et al. 2005: 96)

Aufgrund gesetzlicher Regelungen können Menschen mit einer dementiellen Erkrankung, die als pflegebedürftig eingestuft wurden, statt Geld- auch Sachleistungen erhalten. Somit kann man in einem solchen Fall bei der Pflegekasse einen Antrag auf Hilfe durch eine professionelle Pflegekraft stellen. Wird dem Antrag stattgegeben, kommt diese je nach individuellem Bedarf ein bis mehrmals täglich in die Wohnung des Demenzpatienten und greift unterstützend bei den "Verrichtungen des täglichen Lebens" ein. Diese Tätigkeiten konzentrieren sich längst nicht nur auf die eigentliche pflegerisch-medizinische Versorgung, sondern schließen auch alltägliche Dinge ein wie die mundgerechte Zubereitung von Speisen, die Kontrolle des Trinkverhaltens oder auch das Einhalten von Terminen. Die Pflegekraft entlastet somit die Angehörigen und durch die professionelle ambulante Hilfe wird es möglich, dass auch allein lebende Demenzkranke länger im eigenen Zuhause bleiben können. Die Pflegekasse übernimmt allerdings nur dann die anfallenden Kosten, wenn die Pflegekraft eine Zulassung von ihr erhalten hat bzw. bei einem ihrer Vertragspartner (Wohlfahrtsverbände wie Caritas, Arbeiterwohlfahrt, Diakonie, Paritätischer Verband, Rotes Kreuz, Zentralwohlfahrtsstelle der Juden in Deutschland etc.) arbeitet. Mittlerweile gibt es aber auch deutschlandweit private Pflegedienstleister, welche bei Pflegekassen unter Vertrag stehen.

Allerdings fallen die Angebote vor Ort meist sehr unterschiedlich aus, nur selten sind Pflegedienste auf demenzkranke Menschen spezialisiert, meist bieten sie allgemeine Leistungen der Altenpflege an.

Nicht immer sind die besonderen Kenntnisse und Fähigkeiten vorhanden, welche Alzheimer und andere Formen der Demenz erforderlich machen. Wenn selbst Fachkräfte nicht mehr ausreichend Unterstützung bei der Pflege Demenzkranker leisten können (bei starken Verhaltensauffälligkeiten, Gefährdung anderer Personen etc.), stößt die ambulante Pflege an ihre Grenzen. Die Beteiligten sind dann dazu aufgerufen, sich rechtzeitig Gedanken zu machen, ob ein Pflegeheim in einem solchen Fall nicht doch die bessere Alternative für alle Beteiligten sein könnte. (BMFSFJ 2013)

Als eines der wesentlichen Grundprobleme der ambulanten Pflege gelten die zu geringen Zeitkorridore. Um eine Überforderung der Betroffenen zu vermeiden, nimmt die Betreuung Demenzkranker mehr Zeit in Anspruch als bei Personen, welche „nur" körperlich pflegebedürftig sind. Zudem besteht bei den Angehörigen der Erkrankten häufig das Bedürfnis bzw. der Wunsch nach zeitlicher Entlastung – ein Anspruch, welchem die ambulante Pflege höchstens ansatzweise gerecht werden kann. (Kastner, Löbach 2010: 167)

Wenn die normalen Leistungen der ambulanten Pflegedienste nicht mehr ausreichen, gibt es jedoch auch noch die Möglichkeit, eine 24-Stunden-Betreuung in Anspruch zu nehmen. Durch diese Hilfe rund um die Uhr durch spezielle Pflegedienste muss auch ein Demenzkranker im fortgeschrittenen Stadium die eigenen vier Wände nicht verlassen. Jedoch kann eine solch intensive Betreuung rasch zu einer großen finanziellen Herausforderung bzw. Belastung werden und erfordert eine exakte Kalkulation der anfallenden Kosten. Eine Möglichkeit für die Rundumbetreuung des demenzkranken Patienten ist das Angebot örtlicher Pflegedienste: Diese stellen Fachkräfte bereit, welche dann wechselweise in 24-Stunden-Schichten im Haushalt der Kranken leben und dort Unterstützung bieten, wo diese gerade benötigt wird. Dies reicht von haushälterischen Tätigkeiten wie kochen, waschen und bügeln bis zur Körperpflege und dem Trainieren von Alltagskompetenzen. Für eine solche 24-

Stunden-Betreuung durch professionelle ambulante Dienste fallen im Monat Kosten von 3.000 bis 5.000 Euro an – ein Betrag, den sich nicht viele Betroffene leisten können.

Eine weitaus günstigere Alternative stellt hingegen die Beschäftigung von Hilfskräften aus Osteuropa dar. Seit Ende 2009 eine Änderung der sogenannten Beschäftigungsverordnung beschlossen wurde, dürfen diese nicht länger nur Tätigkeiten im Haushalt ausüben, sondern auch alltägliche pflegerische Dienste erbringen.

Dies inkludiert das An- und Auskleiden des Patienten, Körperpflege, Unterstützung beim Gang zur Toilette, Zubereitung und Anreichen der Getränke und Speisen sowie Spazieren gehen. Ein Haushalt bzw. eine Familie übernimmt dann die Rolle des Arbeitgebers; die Zentralstelle für Arbeitsvermittlung hilft bei der Suche nach einer Haushaltshilfe aus Polen, Tschechien oder der Ukraine. Bei erfolgreicher Vermittlung fallen monatlich – abhängig vom Tarif – ca. 1.200 Euro an Lohnkosten sowie zusätzlich Sozialversicherungsbeiträge an. Die anfallenden Kosten für die Unterbringung in der eigenen Wohnung und für die Verpflegung können mit bis zu 383,40 Euro pro Monat beim Finanzamt abgesetzt werden. Allerdings gilt es hierbei zu beachten, dass diese Haushaltshilfen aufgrund einer meist nicht vorhandenen Ausbildung die Pflege des Erkrankten nicht übernehmen dürfen. Rechtlich erlaubt ist es hingegen, die notwendigen pflegerischen Alltagshilfen zu erbringen (s.o. in diesem Abschnitt). Daher ist in solchen Fällen die zusätzliche Unterstützung von Pflege-Profis durch einen ambulanten Pflegedienst erforderlich. (BMFSFJ 2013)

Catulli kommt zu dem Schluss, dass die Entlastungsangebote für pflegende Angehörige von Demenzpatienten in den letzten Jahren weiterentwickelt und ergänzt wurden, nicht zuletzt aufgrund von Fachdiskussionen sowie dem Engagement öffentlicher Organisationen (z.B. Deutsche Alzheimer Gesellschaft) und bürgerschaftlich initiierter Projekte. Mittlerweile steht ein „etabliertes und breites Angebot an ambulanten und/ oder teilstationären Hilfen" bereit, auf welches pflegende Angehörige bzw. dementiell erkrankte Menschen im Bedarfsfall zurückgreifen können. (Catulli 2007: 35)

Dessen ungeachtet leistet ca. ein Drittel der Pflegepersonen die häusliche Pflege alleine, ohne jegliche private und/oder professionelle Unterstützung. Auf private Hilfe greifen nur ca. 40% Prozent zurück, professionelle Unterstützung nehmen lediglich 27% der pflegenden Angehörigen an. Nur 16% beanspruchen

Hilfeleistungen von privaten UND professionellen Helfern. (BMFSFJ 2002: 202 ff. in Catulli 2007: 35)

Catulli betont, dass für Demenzkranke und ihre pflegenden Angehörigen mittlerweile „ein abgestuftes Versorgungssystem mit unterschiedlichen Angeboten [besteht], um den verschiedenen Lebenssituationen und Krankheitsstadien gerecht zu werden"; gleichzeitig warnt die Sozialwissenschaftlerin jedoch davor, die Hilfen allzu sehr zu standardisieren, da dies sowohl aus ökonomischer wie auch ideeller Sichtweise (Gebot der Stärkung des vorhandenen Selbsthilfepotentials in der Pflege) meist wenig Nutzen stifte.

Daher sollte stets darauf geachtet werden, dass der Bedarf von pflegebedürftigen Personen, deren Angehörigen und die professionellen Hilfsangebote zu- und ineinander passen, ein Hilfskonzept „überzustülpen" ist hier keineswegs zweckdienlich. Die meisten Angehörigen wollen nicht nur als Hilfeadressaten betrachtet werden, „sondern wollen als kompetente, eigenständige, gleichberechtigte Partner in den Prozess der häuslichen Pflege einbezogen werden, es müssen sozusagen familiäre und professionelle Unterstützung in der häuslichen Pflege verbunden und verzahnt werden". (Catulli 2007: 289f.)

Regnard und Dean fassen die herausfordernde Situation von Angehörigen pflegebedürftiger bzw. dementiell erkrankter Menschen wie folgt zusammen:

„Die nicht auf ihre Rolle vorbereiteten Pflegekräfte lernen durch Versuch und Irrtum. So überrascht es nicht weiter, dass sie ihre Fähigkeiten anzweifeln und sich sogar fragen, ob nicht sie für das Leid des Patienten verantwortlich sind. Sie haben kaum Zeit zur Entspannung, Besinnung oder für Gedanken über die Zukunft. Andere verausgaben sich beim Pflegen dermaßen, dass sie sich kaum oder gar nicht mehr um sich selber kümmern können. Bei Langzeiterscheinungen, wie langsam progredienten degenerativen neurologischen Krankheitsbildern und fortschreitender Demenz müssen die Pflegepersonen zudem für viele Monate und Jahre selbst die banalsten täglichen Bedürfnisse befriedigen. Häufig kommt es zum Verlust der Privatsphäre, wenn sich Familien und Partner an das Eindringen neuer Pflegekräfte gewöhnen, die sich zuhause um die intimen Bedürfnisse des Patienten kümmern müssen." (Regnard; Dean 2010: 12)

Praxisbeispiel: NeuroCare ™

Vor dem Hintergrund, dass aktuell über 1,5 Millionen Menschen mit Demenz in Deutschland leben und Prognosen davon ausgehen, dass diese Zahl, dem demografischen Wandel geschuldet, bis 2050 auf rund 3 Millionen Betroffene anwachsen könnte, kommt besonders der Früherkennung von dementiellen Erkrankungen bzw. einer effektiven Prävention hohe Bedeutung zu.

Aus dieser Dringlichkeit heraus wurde im Rahmen des Projekts *NeuroCare* (Beginn Februar 2013) eine Software entwickelt, welche sowohl eine Demenz frühzeitig erkennen als auch den Verlauf dieser Erkrankung verzögern soll.

Ziel des Projekts ist es, Betroffenen die Chance zu bieten, so lange wie möglich zu Hause in der vertrauten Umgebung betreut und versorgt werden zu können. Dies ist nicht zuletzt auch deswegen sinnvoll, weil dadurch in vielen Fällen der Krankheitsverlauf wieder positiv beeinflusst werden kann.

Unter der Förderung des Bundesministeriums für Bildung und Forschung wurde eine interdisziplinäre Zusammenarbeit von Wissenschaft (Universitäten Vechta, Darmstadt, Siegen und Köln) und Wirtschaft (Unternehmen ProLog, Ascora und vitaliberty) initiiert, woraus eine innovative Software für Tablet-PCs entstanden ist. Diese setzt sich aus zwei Schritten bzw. Modulen zusammen.

Im ersten Schritt kann die individuelle geistige Leistungsfähigkeit einer möglicherweise betroffenen Person einfach und diskret zuhause getestet werden, ohne dass hierfür spezifisches Fachwissen vorausgesetzt werden muss.

Ganz besonders in der frühen Phase einer dementiellen Erkrankung kann der Verlauf dieser langwierigen Krankheit durch die eindeutige Diagnose und adäquate Therapiemaßnahmen deutlich verlangsamt werden – doch gerade für Laien ist es oft schwierig, zwischen „altersbedingter Zerstreutheit" und (den ersten Anzeichen) einer Demenz zu differenzieren. Den Gang zum Arzt scheuen jedoch viele, nicht zuletzt aus Scham und auch Angst vor den diagnostischen Tests.

Um dieser prekären Situation Abhilfe zu schaffen, soll über diese erste Software von *NeuroCare* erwirkt werden, dass sich mehr Menschen mit einem solchen primären diagnostischen Test auseinandersetzen und in Abhängigkeit von der so ermittelten Diagnose den behandelnden Arzt aufsuchen.

Liegt tatsächlich eine dementielle Erkrankung vor, kann im nächsten Schritt eine zweite Software von *NeuroCare* verwendet werden, welche, in enger Absprache mit dem behandelnden Arzt, für die Therapie des Betroffenen genutzt wird. Die geistigen Fähigkeiten können durch die regelmäßige Beschäftigung mit Computer-Lernspielen („Serious Games") trainiert und auch bewahrt werden. Der behandelnde Arzt kann mittels der Software den Krankheitsverlauf stets verfolgen und entsprechend intervenieren, denn das Programm speichert bei jeder absolvierten Trainingseinheit den jeweiligen Stand der kognitiven Kompetenzen. (BMBF 2013)

Gemäß den Angaben der Ascora GmbH, welche für die Entwicklung von *NeuroCare* mitverantwortlich ist, adressiert dieses ganzheitliche Konzept „das Thema "assistierte Pflege von morgen" für die Zielgruppe "Senioren mit drohenden oder vorhandenen kognitiven Einschränkungen und neurologischen Erkrankungen" (u.a. Demenz, vor allem Alzheimer-Demenz, Patienten mit Schlaganfall)". Dabei richtet sich die Software sowohl an Menschen mit bereits vorhandenen kognitiven Einschränkungen als auch an Personen, die in dieser Hinsicht aktiv Prävention betreiben möchten. Im Zentrum dieses innovativen Projekts steht der sogenannte *NeuroCare* Assistent, „ein mobiles Multifunktionsgerät […], das die Pflege- bzw. Betreuungskräfte zur Datenerhebung, für Screening und Pflegedokumentation (inkl. Fortschrittskontrolle) sowie zum Training der kognitiven Fähigkeiten der Senioren einsetzen".

Weitere Elemente von *NeuroCare* sind neben dem Screening, das heißt dem Instrument zur Erfassung von kognitiven Beeinträchtigungen, das anschließende „Training für Nutzer/ Betroffene zum Erhalt und zur Stärkung der kognitiven Fähigkeiten (kognitives Training)" sowie daran anknüpfend die „Erkennung kognitiver Veränderungen (Krankheitsfortschritt/Verschlechterung)".

Darüber hinaus sollen alle Beteiligten (Betroffene, Angehörige, Betreuungskräfte, Ärzte etc.) auf das sogenannte *NeuroCare* Portal zugreifen können, welches „zur multilingualen, zielgruppengerecht strukturierten Informationsdarbietung (inkl. der Anbindung von Domain-Portalen, Angaben zu Services, Anbietern und Aktivitäten in der Region)" dient. Gefördert werden soll insbesondere die Kommunikation bzw. der Austausch zwischen den Beteiligten mit dem Ziel einer Vernetzung aller Akteure.

Besonders pflegende Angehörige sowie Pflege- bzw. Betreuungskräfte sollen in der Betreuung von (allein lebenden) Senioren mit kognitiven Einschränkungen bzw. dementiellen Erkrankungen unterstützt werden, indem ihnen „durch die Bereitstellung von *NeuroCare* Diensten und Informationen sowohl technische als auch emotionale und kognitive Sicherheit" gegeben werden soll. (Ascora GmbH 2013)

Da das Projekt erst vor wenigen Monaten gestartet ist, können noch keine Aussagen hinsichtlich der gesteckten Forschungsziele getroffen werden. Große Herausforderungen bestehen gegenwärtig, nach Angaben der Projektkoordinatorin Ingrid Hastedt vom Wohlfahrtswerk für Baden-Württemberg, besonders „„in der Übersetzung bestehender Demenz-Tests und -Trainings in technische Programme sowie beim Datenschutz'".

Der Projektplan sieht vor, dass bereits im Sommer 2014 ein erster Prototyp der Software mit bzw. durch ca. 200 Probanden getestet werden soll. Zur Debatte steht darüber hinaus, die Software neben der deutschen Version auch in Türkisch und Russisch anzubieten, da viele Personen mit Migrationshintergrund im Zuge einer Demenz häufig ihre erlernten Deutschkenntnisse wieder vergessen. (BMBF 2013)

Unterstützende Angebote für Menschen mit Demenz

Neben den bereits vorgestellten Möglichkeiten gibt es noch weitere unterstützende Angebote für Menschen mit Demenz; eines davon ist eine Betreuungsgruppe, welche es besonders Menschen mit Demenz im frühen bis mittleren Stadium ermöglicht, sich zu beschäftigen und wieder in Kontakt mit anderen Menschen zu treten. Eine derartige Gruppenbetreuung für Demenzkranke wird in vielen Städten und Kommunen von Wohlfahrtsverbänden wie der Caritas und der Diakonie, den regionalen Alzheimer-Gesellschaften und anderen Organisationen angeboten; meist werden diese durch geschulte ehrenamtliche Helfer unterstützt.

Die betroffenen Personen können sich hier regelmäßig treffen und sich austauschen. Dies ist deshalb so wichtig, da Demenzkranke im frühen Stadium häufig befürchten, von anderen Menschen aufgrund ihrer Krankheit und den damit verbundenen Auffälligkeiten und Einschränkungen nicht mehr ernst genommen zu werden. In einer Betreuungsgruppe wird daher versucht, ihnen diese Furcht zu nehmen, indem Gespräche geführt werden und kreative Beschäftigung wie Basteln und Spielen sowie gemeinsames Singen angeboten werden. Durch weitere Angebote wie Tanzcafés, Feste oder Ausflüge vereinsamen die Demenzkranken nicht und können weiterhin am gesellschaftlichen Leben teilhaben. Von solchen Angeboten profitieren jedoch bei Weitem nicht nur die Betroffenen selbst, auch die pflegenden Angehörigen erfahren hierdurch eine Entlastung und gewinnen Zeit für sich selbst. (BMFSFJ 2013)

Durch den für Betreuungsgruppen typischen großzügigen Personalschlüssel gelingt es häufig „die Eigenständigkeit der Patienten zu fördern, ihre Orientierungsfähigkeit aufrechtzuerhalten oder sogar zu verbessern, Beschäftigungsimpulse zu geben und soziale Kontakte zu beleben". Bei dieser Versorgungseinrichtung ist es ebenfalls möglich, die anfallenden Kosten von der Pflegeversicherung rückerstattet zu bekommen. (Braas et al. 2005: 97)

Auch sogenannte Mehrgenerationenhäuser erfreuen sich immer größerer Beliebtheit, da sie Kindern, Berufstätigen und alten Menschen die Möglichkeit bzw. den Raum für gemeinsame Aktivitäten wie beispielsweise singen, tanzen und malen bieten. Gegenwärtig gibt es ca. 500 Mehrgenerationenhäuser quer über die Bundesrepublik verstreut; hier kommen Menschen aller Generationen zusammen um sich auszutauschen und sich gegenseitig zu helfen. Organisiert wird diese neue Form des Zusammenkommens durch fest angestellte Pflegekräfte, Sozialarbeiter und Erzieher sowie eine große Anzahl an ehrenamtlichen Helfern. Ca. 30% der Besucher (Männer und Frauen) von Mehrgenerationenhäusern sind zwischen 65 und 84 Jahre alt. Fünf Prozent sind sogar noch älter. In vielen dieser Einrichtungen wird bereits auch professionelle Hilfe für Demenzkranke und deren Angehörigen geleistet und spezielle Angebote für diese Betroffenengruppe offeriert. Bereits im August 2009 standen bundesweit in 140 Mehrgenerationenhäusern spezielle Betreuungs- und Beratungsangebote für Demenzkranke bzw. ihre Angehörigen zur Verfügung, mit steigender Tendenz. Neben Angeboten wie Betreuungsgruppen und sogenannten Demenz-Cafés werden auch kostenlose Expertenvorträge organisiert und die Angehörigen erhalten bei Bedarf umfassende Beratung hinsichtlich der Betreuung des demenzkranken Familienmitglieds. (BMFSFJ 2013)

Praxis-Beispiel: Was hilft den Angehörigen?

Wie bereits mehrfach dargestellt, wird die pflegerische Unterstützung für ältere und/ oder dementiell erkrankte Menschen in den meisten Fällen von Familienangehörigen (70% weiblich) geleistet, welche dadurch häufig selbst unter chronischen Belastungen leiden; die psychische wie die körperliche Gesundheit ist gefährdet, auch soziale Beziehungen nehmen meist signifikant ab. Diese gesundheitlichen Beeinträchtigungen der Angehörigen verweisen auf einen Bedarf an effektiven Maßnahmen und Konzepten im Hinblick auf eine umfassende Unterstützung dieses Personenkreises. Aufgrund dessen wurde in den letzten Jahren eine Vielzahl an unterschiedlichen Angeboten zur Unterstützung pflegender Angehöriger ins Leben gerufen: Angebote zur Entlastung durch die Betreuung der Demenzerkrankten (Kurzzeitpflege, Tagespflegeeinrichtungen etc.), Unterstützung bei der häuslichen Pflege durch ambulante Pflegedienste, Selbsthilfegruppen, Pflegekurse und telefonische Beratung für pflegende Angehörige sowie gemeinsam Angebote für die Erkrankten und deren Angehörigen (betreute Urlaube, Tandemgruppen für Frühbetroffene).

Im Folgenden soll die im Rahmen des *Leuchtturmprojekts Demenz* (Forschungsprojekt des Bundesministeriums für Gesundheit) geförderte Studie *„Einrichtung von sozialtherapeutischen Tandemgruppen für PatientInnen in der Frühphase dementieller Erkrankungen und ihre Angehörigen"* (Niemann-Mirmehdi & Soellner) vorgestellt werden, welche eine besonders innovative Form der Unterstützung in diesem Bereich darstellt.

Laut Niemann-Mirmehdi und Soellner existieren bisweilen nur sehr wenige Angebote für Demenzkranke im frühen Krankheitsstadium und ihre Angehörigen hinsichtlich einer Unterstützung zu seelischen Entlastung sowie zur Beantwortung krankheitsrelevanter Fragen. Daher wurden sozialtherapeutische Tandemgruppen initiiert, welche Betroffene und Angehörige gleichermaßen bei der Bewältigung der Erkrankung unterstützen sollen. Im Rahmen der Studie nahmen die Betroffenen im Beisein von Ergo-, Kunst- und Bewegungstherapeuten vier Stunden an gemeinsamen Unternehmungen (Natur, Kultur, Stadt) und Gesprächen teil, ihre Angehörigen trafen sich hingegen zweimal im Monat für anderthalb Stunden zum gegenseitigen Austausch von Erfahrungen, begleitet durch Sozialpädagogen oder Psychologen.

Die Therapiegruppe setzte sich aus zwei bereits bestehenden sowie einer neu gegründeten Tandemgruppe zusammen, zum Vergleich bzw. zur besseren Absicherung der Ergebnisse wurden auch Betroffene und Angehörige befragt, welche nicht an einer Tandemgruppe teilgenommen hatten. Im Rahmen der Studie wurden mit den Erkrankten und Angehörigen getrennte Interviews durchgeführt, welche durch schriftliche Befragungen ergänzt wurden. Diese Befragungen wurden einmal vor sowie ein halbes Jahr nach Gruppenstart durchgeführt, 42 Personen nahmen daran teil. Die Analyse der Studienergebnisse ergab, dass sozialtherapeutische Tandemgruppen eine kurz-, mittel- und auch langfristige Entlastung sowohl für die Betroffenengruppe als auch die Angehörigen bei der Bewältigung einer dementiellen Erkrankung im Alltag fördern können. Die Betroffenen gaben im Rahmen der Befragungen an, aktiver geworden zu sein und wieder mehr Freude am Leben zu entwickeln, durch die Zugehörigkeit zu einem festen Kreis Gleichgesinnter, welche über ähnliche Probleme berichten, werden Kommunikation, Interaktion und Handeln erleichtert bzw. gefördert, Selbsthilfepotentiale werden ausgeschöpft. Die Angehörigen profitierten ebenfalls von diesem Treatment, sie konnten in einem offenen Austausch mit anderen pflegenden Angehörigen seelische Entlastung erfahren und Sicherheit gewinnen. Hilfreich wurde auch hier die Zugehörigkeit zu einer „Schicksalsgemeinschaft" empfunden sowie neue Erkenntnisse im Hinblick auf unterschiedliche Krankheitsbilder und –verläufe gewonnen. Im Vergleich zu den Angehörigen, welche nicht an einer der Tandemgruppen teilgenommen hatten, gaben die teilnehmenden Personen nach sechs Monaten häufiger an, durch die Betreuung des Erkrankten eine persönlichen Reifeprozess durchlaufen zu haben – und dies, obwohl in dieser Gruppe häufiger Depressionen aufgetreten waren. Die Forscher erklären diesen paradox erscheinenden Sachverhalt damit, dass durch die Auseinandersetzung mit einer Demenzerkrankung ein Realisierungsprozess in Gang gesetzt wird, in welchem die Progredienz und Unheilbarkeit einer dementiellen Erkrankung erfasst werden – die Rate der depressiven Symptome steigt an. Gleichzeitig werden aber gezielte Entlastungsstrategien mithilfe von Therapeuten entwickelt, durch welche die Angehörigen eine Stärkung erfahren.

Auch die Beziehung zwischen Betroffenem und pflegendem Angehörigen veränderte sich in den meisten Fällen im Verlauf der Studie: die Erkrankten zeigten häufig mehr Aktivität und machten eigene Vorschläge für gemeinsame Unternehmungen; die Angehörigen konnten durch den eingeübten Perspektivenwechsel nun mehr Verständnis für die Situation des Erkrankten aufbringen und mehr Gelassenheit im Alltag an den Tag legen. Der langfristige Nutzen solcher Tandemgruppen ließ sich daran ableiten, dass Angehörige wie Begleiter (ehemaliger) Tandemgruppen angaben, „dass die Aktivierung der Erkrankten bis ins späte Demenzstadium, die anhaltende Vertrautheit und der

Rückhalt der Angehörigen untereinander wie eine Familie über den Tod der Erkrankten hinaus bedeutsam seien". (BMG 2011: 32ff)

Praxis-Beispiel: Koordinierung der ambulanten Versorgung – Netzwerke und andere Möglichkeiten

Prof. Dr. Schäfer-Walkmann (Duale Hochschule Baden-Württemberg, Stuttgart) konstatiert, dass im Kontext des gesellschaftspolitischen Wandels die Themenbereiche „Koordinierung, Kooperation und Gründung von Netzwerken" zu einem zentralen Diskussionsgegenstand in Gesundheits- und Sozialpolitik geworden sind. Dabei kommen immer wieder Aspekte zur Sprache wie die Realisierung des Grundsatzes „ambulant vor stationär" bei einhergehender Stärkung des ambulanten Sektors, die Notwendigkeit einer (stärkeren) Kooperation der verschiedenen Berufsgruppen innerhalb der medizinischen Primärversorgung (Hausarzt – ambulante Pflege) sowie die Stärkung sozialer Netzwerke, um pflegende Angehörige wie auch Ehrenamtliche und Selbsthilfegruppen gezielter zu unterstützen.

Laut Schäfer-Walkmann befindet sich das bundesdeutsche Gesundheitswesen gegenwärtig in einem „tiefgreifenden Transformationsprozess" – die Regeln und Gesetzmäßigkeiten der Ökonomie bzw. des „Marktes" halten zunehmend auch im Gesundheitswesen Einzug, der Patient wird zum Kunden, zum Konsumenten. Diese Entwicklung macht auch vor dem „Bereich" Demenz nicht Halt, Schäfer-Walkmann betont hier jedoch die „Notwendigkeit einer persönlichen Beratung, gekoppelt an ein aufsuchendes Unterstützungs- und Hilfeangebot". (BMG 2011: 69ff)

Als eine Best-Practice-Lösung in diesem herausfordernden Bereich erwies sich im Rahmen des *Leuchtturmprojekts Demenz* die **Integrierte Demenzversorgung in Oberbayern (IDOB)**.Hierbei handelt es sich um „ein komplexes Vernetzungsprojekt zur integrierten Demenzversorgung mit dem Ziel, die ambulante, häusliche und wohnortnahe Versorgung demenzkranker Menschen sicherzustellen". Dieses integrierte Versorgungsmodell basiert aus zwei Säulen: zum Einen auf einer systematischen wie auch kontinuierlichen engen Zusammenarbeit von Projektarzt, Psychologe und sozialpsychiatrischem *Case Management* (durchgeführt von einem freien Träger bzw. ggf. auch einer Schwerpunktpraxis), zum Anderen auf einem sogenannten *Care Management*, welches die Steuerung einer systematischen Zusammenarbeit von verschiedenen Leistungserbringern in einer Versorgungsregion in einem Versorgungsverbund steuert.

Nach der Einwilligung in die Projektteilnahme erhielten die dementiell erkrankten Patienten jeweils individuell abgestimmte Leistungen aus dem medizinischen, rehabilitativen sowie sozialpsychiatrischen Bereich durch Leistungserbringer, welche in einem regionalen Versorgungsverbund dafür verantwortlich zeichneten, die umfassende Versorgung Demenzkranker zu gewährleisten. Erprobt wurde dieses integrierte Versorgungskonzept sowohl in einer urbanen Modellregion (München-Ost) als auch in einer ländlichen Modellregion (Berchtesgadener Land). Charakteristisch für das Konzept war die stets enge Verzahnung von Case-Management-Prozessen mit Care-Management-Prozessen. In einem ersten Schritt ermittelte ein Projektmitarbeiter des freien Trägers (Case-Management) den individuell notwendigen Versorgungsbedarf des jeweiligen Patienten, worauf dieser Bedarf in unmittelbarer Abstimmung mit dem zuständigen Projektarzt aus der Institutsambulanz der mitwirkenden Klinik konkret geplant, initiiert und im Bedarfsfall auch modifiziert wurde. Währenddessen fand in den Modellregionen der Aufbau von Verbundstrukturen statt, welche niedergelassenen Ärzten, Therapeuten, ambulanten Pflegediensten wie auch lokalen Nachbarschaftshilfen und Angehörigengruppen reichlich Raum für Engagement bieten sollten. Im Rahmen der Care-Management-Funktion waren die Projektmitarbeiter mit der Aufgabe versehen, „in den Modellregionen die Chancen für ein koordiniertes Zusammenarbeiten auszuloten, Kooperationspartner zu gewinnen, standardisierte Kommunikationswege aufzubauen". Darüber hinaus sollten verbindliche Absprachen getroffen und eine Verbesserung der Versorgungsqualität der Demenzversorgung erzielt werden.

Der zeitliche Rahmen des Projekts betrug ein Jahr (September 2008-September 2009), 247 Demenzpatienten nahmen daran teil bzw. wurden durch IDOB im häuslichen Umfeld versorgt.

Bei fast zwei Drittel aller Patienten konnte durch IDOB eine häusliche Versorgung auf lange Sicht sichergestellt werden. Alle Patienten erhielten durchschnittlich fünf Hausbesuche eines IDOB-Casemanagers, hinzu kamen rund 12 sonstige sowie 14 marginale Kontakte.

Durch eine derartige Dichte an sozialen, persönlichen Kontakten, welche als wesentliches Qualitätsmerkmal von IDOB gilt, konnte eine nachhaltige Stabilisierung der Versorgung Demenzkranker erzielt werden. Eine große Anzahl der pflegenden Angehörigen berichtete im Verlauf des Projekts von einem deutlichen Anstieg der persönlichen Lebensqualität, die sie durch die Unterstützung von IDOB gewinnen konnten. Schäfer-Walkmann bewertet die integrierte Demenzversorgung in Oberbayern als regelrechten „Königsweg" sowohl in inhaltlicher wie auch struktureller Hinsicht, was die (Weiter) – Entwicklung „regionaler, wohnortnaher und extramuraler Versorgungsstrukturen darstellt".

Durch die Verstetigung der konzeptionellen Elemente auf allen Ebenen (medizinische und psychosoziale Begleitung von Patient und Angehörigen, kontinuierliche Netzwerkbildung, Verankerung im Gemeinwesen durch bindende Strukturen) kann durch IDOB eine adäquate Versorgung dementiell erkrankter Menschen in häuslicher Umgebung sichergestellt werden. Erwähnenswert ist in diesem Kontext zudem, dass der finanzielle Rahmen für die Versorgung eines Demenzpatienten mit ca. 1.200 Euro im Jahr durchaus als „überschaubar" bewertet werden kann. (BMG 2011: 92f.)

Tagespflege

Auch wenn ein Mensch mit fortgeschrittener Demenz im Kreis der Familie bzw. in seiner gewohnten Umgebung bleiben möchte, muss dies nicht immer unbedingt bedeuten, dass ein Angehöriger deswegen beruflich kürzer treten bzw. den Beruf vollständig aufgeben muss.

Die Tagespflege bietet hier die Möglichkeit, dass Demenzkranke einmal oder auch mehrmals pro Woche tagsüber eine Einrichtung besuchen, welche speziell auf ihre Bedürfnisse ausgerichtet ist. Am Abend werden sie dann wieder von den Familienangehörigen nach Hause geholt. Dieses Prinzip sorgt dafür, dass Demenzpatienten, deren Angehörige sich nicht 24 Stunden am Tag um sie kümmern können, eine umfassende Betreuung erfahren, ohne dafür gleich in ein Pflegeheim ziehen zu müssen. So können sie zumindest teilweise in der gewohnten Umgebung bleiben und sich geborgen fühlen. Zudem wird in Tagespflegeeinrichtungen darauf geachtet, dass Menschen mit Alzheimer oder einer anderen Form der Demenz nicht nur körperlich sondern auch geistig angemessen betreut werden. In diesen Gerontopsychiatrischen Tagesstätten, wie sie offiziell bezeichnet werden, arbeiten in aller Regel Mitarbeiter, welche besonders geschult darin sind, die verbliebenen Fähigkeiten der Demenzkranken individuell zu erkennen und auch zu fördern. Von Bedeutung ist hier besonders das gemeinsame Singen und Musizieren, das – da sich dementiell erkrankte Menschen zunehmend weniger durch Sprache mitteilen – dafür sorgt, dass

Emotionen und schöne Erinnerungen geweckt werden und damit das allgemeine Wohlbefinden gefördert wird. Zudem werden oftmals gemeinsame Tätigkeiten wie Kochen und Backen angeboten; auch Malen oder gärtnerische Betätigungen werden von Demenzkranken meist gerne wahrgenommen, da ihnen dadurch ein Stück Normalität erhalten bleibt. Da alte Menschen und besonders demenzkranke alte Menschen für gewöhnlich ein wenig Zeit benötigen, um sich an eine Tagespflegeeinrichtung zu gewöhnen, ist es wichtig, dass ihnen die Aufenthalte dort zur „Routine" werden und feste Bestandteile des Alltags darstellen, um ihnen Orientierung und Struktur zu bieten. (BMFSFJ 2013)

Besonders in den letzten zehn Jahren hat sich die Tagespflege als eine spezielle Form der pflegerischen Betreuung für Ältere und demenzkranke Menschen zunehmend etabliert. Arrangements dieser Art werden häufig als Tagesstätten oder auch Tageskliniken bezeichnet. Bei Ersteren stehen meist soziale Kontakte sowie kreatives Arbeiten im Vordergrund, während unter Tageskliniken eher Einrichtungen verstanden werden, welche einer ärztlichen Leitung unterstehen und sich primär der Aufrechterhaltung bzw. Wiederherstellung der Alltagskompetenz verschrieben haben. Darüber hinaus unterliegt die Aufnahme in eine Tagesklinik einer zeitlichen Begrenzung (ca. 4 Wochen). (Kastner, Löbach 2010: 167f.)

Tagesstätten bieten sich besonders für Alzheimer-Patienten an, welche nur in geringem Maße auf Pflege und Betreuung angewiesen sind; ein regelmäßiger Besuch ist bei solchen teilstationären Einrichtungen nicht verpflichtend und in manchen Fällen sogar kostenlos. Träger solcher Etablissements sind überwiegend Kommunen, Wohlfahrtsverbände oder gemeinnützige Vereine.

Bei den Tageskliniken ist vorgesehen, dass die Patienten diese Einrichtungen tagsüber von montags bis freitags besuchen, wobei die Versorgung in der übrigen Zeit gewährleistet sein muss. Da die Aufenthaltsdauer auf die Zeit der notwendigen Behandlung begrenzt ist, bietet die Tagesklinik keine längerfristige Lösung zur Betreuung von dementiell erkrankten Menschen. (Braas et al. 2005: 98)

Catulli betont, dass das Konzept der Tagesklinik die optimale Ergänzung für diejenigen Fälle darstellt, „in denen eine stationäre Behandlung noch nicht notwendig ist, die ambulante Behandlung alleine aber nicht mehr ausreicht" – innerhalb der Therapiekette ambulant – teilstationär – stationär kommt der Tagesklinik somit die Funktion eines wichtigen Bindeglieds zu.

Ein weiterer positiver Aspekt ist, dass der demenzkranke Mensch nicht komplett aus seinem gewohnten Umfeld herausgerissen wird, wie es etwa bei einem vollstationären Aufenthalt häufig der Fall ist. (Lohse 2002: 70 in Catulli 2007: 25)

In Abhängigkeit von der jeweiligen Einrichtung und der Region kann der Preis pro Tag in einer Tagespflegeeinrichtung bis zu 70 Euro betragen. Dabei werden die anfallenden Kosten von der zuständigen Pflegekasse bis zu einer gewissen Höhe übernommen, die Staffelung orientiert sich hier an den drei Pflegestufen (Pflegestufe 0 nicht berücksichtigt) – während in Stufe I 440 Euro zur Verfügung stehen, werden in Stufe II 1.040 Euro und in Stufe III 1.510 Euro von der Pflegekasse übernommen. Alle weiteren Kosten müssen von Demenzkranken aus ihrem eigenen Einkommen bestritten werden – erlaubt dies die finanzielle Lage nicht, übernimmt das Sozialamt auf Antrag die restlichen Kosten. In jedem Fall müssen Demenzkranke jedoch die sogenannten „Hotelkosten" selbst begleichen, da der Staat nicht für Essen und Getränke aufkommt, welche in der Tagespflegeeinrichtung angeboten werden. (BMFSFJ 2013)

Verhinderungspflege und Kurzzeitpflege

Für den Fall, dass pflegende Angehörige auch einmal selbst krank werden oder Urlaub benötigen, springt die **Verhinderungspflege** ein: Der dementielle Patient wird für den Zeitraum, in dem das pflegende Familienmitglied verhindert ist, durch einen professionellen Pflegedienst betreut.

Dieser Pflegedienst wird auf Antrag von der Pflegekasse bezahlt, sofern der Zeitraum nicht mehr als 28 Tage im Jahr (Tage können gestückelt werden) beträgt und die Kosten 1.510 Euro im Jahr nicht übersteigen. Auch eine stundenweise Anrechnung von Verhinderungspflege ist möglich und sorgt für eine deutliche Entlastung der Angehörigen, die in dieser Zeit Behördengänge erledigen oder sich um ihr eigenes Leben kümmern können. Ein rechtlicher Anspruch auf Verhinderungspflege besteht allerdings erst dann, wenn der Demenzkranke für mindestens sechs Monate bereits zu Hause gepflegt worden ist.

Eine andere Form dieser Art der Versorgung ist die **Kurzzeitpflege**: Wenn es zu Hause vorübergehend schwierig wird, können Angehörige das dementierende Familienmitglied ein paar Tage lang stationär pflegen lassen. Auch wenn sich der geistige und psychische Zustand eines demenzkranken Menschen vorübergehend verschlechtert, ist es ratsam, Kurzzeitpflege in Anspruch zu nehmen. Es empfiehlt sich für einen Demenzkranken beispielsweise nicht, direkt nach einem Krankenhausaufenthalt wieder nach Hause zurückkehren, da ein solcher Übergang als sehr abrupt empfunden würde. Mithilfe professioneller Pflegekräfte kann der dementielle Patient hingegen meist besser genesen, die *Rehabilitation* tritt dadurch schneller ein als zu Hause. (BMFSFJ 2013)

Folglich kann die Befürchtung vieler Angehörigen widerlegt werden, dass durch den wiederholten Ortswechsel Verhaltensänderungen bei der demenzkranken Person ausgelöst werden, welche durch die permanente Betreuung in der vertrauten Umgebung zuhause evtl. noch abgemildert bzw. aufgewogen hätten werden können. (Kastner, Löbach 2010: 168)

Auch für den Fall, dass ein Patient dauerhaft in einem Pflegeheim untergebracht werden soll, sich aber bei akuter Verschlechterung des Krankheitsbildes kurzfristig kein adäquater Betreuungs- bzw. Heimplatz finden lässt, stellt die Kurzzeitpflege eine Option zur „Überbrückung" dar. Häufig sind diese Einrichtungen auf organisatorischer Ebene mit Alten- und Pflegeheimen vernetzt; zudem steht rund um die Uhr medizinisches Fachpersonal bereit, welches die Pflege und Betreuung der Betroffenen übernimmt. Da die meisten Kurzzeitpflegeeinrichtungen jedoch offen konzipiert sind, können in aller Regel keine Personen mit Weglauftendenz aufgenommen werden. (Braas et al. 2005: 99)

Die Kosten hierfür werden auf Antrag von der Pflegekasse übernommen, wenn sie mit der gewählten Einrichtung im Vorfeld einen Vertrag geschlossen hat; viele Pflegeheime halten Plätze für solche Kurzzeitgäste frei. Genau wie bei der Verhinderungspflege ist eine solche Form der Betreuung für maximal 28 Tage im Jahr zulässig und darf die Kosten von maximal 1.510 Euro jährlich nicht überschreiten. (BMFSFJ 2013)

Andere Wohnformen – alternative Möglichkeiten zum Pflegeheim

Wenn die bisher vorgestellten Wohn- und Betreuungsformen bei einem Demenzkranken nicht mehr zur Debatte stehen, muss auch hier keine unmittelbare Notwendigkeit bestehen, in ein Pflegeheim zu ziehen – auch alternative Wohnformen können in solchen Situationen infrage kommen: zum einen das betreute Wohnen für Senioren in deren eigenen Wohnung, zum anderen sogenannte Demenz-Wohngemeinschaften, die es mittlerweile in vielen

Städten und zunehmend auch in ländlichen Gegenden gibt. Diese Alternativen zum klassischen Pflegeheim gewährleisten eine intensive Betreuung in vertrauter Umgebung.

Das **Konzept des betreuten Wohnens** sieht vor, dass Senioren bzw. auch Demenzkranke weiterhin in eigenen Wohnungen leben können und ganz nach individuellem Bedarf Leistungen wie Pflege, Teilnahme an Mahlzeiten und hauswirtschaftliche Dienste in Anspruch nehmen können. Diese Art des Wohnens ist für Menschen mit Alzheimer oder einer anderen Form der Demenz allerdings nur dann realisierbar, wenn tatsächlich auch demenzgerechte Services geboten werden.

Bisher sind die meisten Einrichtungen des betreuten Wohnens jedoch vornehmlich auf Bewohner eingestellt, die im Alter zunehmend unter körperlichen Beschwerden leiden und daher rechtzeitig in eine sichere und komfortable Wohnung ziehen möchten. Ist ein Mensch bzw. Bewohner allerdings auf Dauer pflegebedürftig, führt dies oftmals zu Überforderung in den meisten Einrichtungen, da diese nicht oder nur geringfügig auf die besonderen Bedürfnisse demenzkranker Menschen eingestellt sind. Dies wird mit der allgemein steigenden Lebenserwartung allerdings immer notwendiger, da wie bereits erläutert damit auch das Risiko an Demenz zu erkranken ansteigt. Einen Vorbildcharakter nehmen diesbezüglich die sogenannten *Kieler Servicehäuser* ein, in denen das betreute Wohnen mit ambulanter 24-Stunden-Pflege und Tagespflege verbunden ist; hier werden demenzkranken Menschen spezielle Services angeboten, welche ihnen das Leben in einer eigenen Wohnung gestatten. Dazu zählen beispielsweise Gedächtnistraining und die bereits erläuterten Betreuungsgruppen. Durch Betreutes Wohnen können auch Demenzkranke länger eigenständig leben; gerade auch für Ehepaare ist dieses Modell geeignet, nämlich dann, wenn ein Partner dementiell erkrankt. Das Paar kann so wie bisher zusammenwohnen und das Leben weitgehend eigenständig gestalten; gesellschaftliche Angebote können – müssen aber nicht – wahrgenommen werden.

Was die Finanzierung anbelangt, liegt der Mietpreis einer altersgerecht eingerichteten Wohnung nach Angaben der Verbraucherzentrale um ca. 5 bis 15% über dem regionalen Mietspiegel. Die Preise für die Betreuung unterliegen hingegen einer starken Varianz und sind sehr von der jeweiligen Einrichtung und der Region abhängig. Meist können Stiftungen, die gemeinnützig ausgerichtet sind, günstigere Möglichkeiten anbieten als private Anbieter; für einen „Basis-Service" kann man in der Regel mit 60 bis zu 150 Euro zusätzlich monatlich rechnen. Reichen Rente und eigene Ersparnisse des Demenzkranken hierfür nicht aus, kann ein Antrag auf Wohngeld gestellt werden; zudem besteht die Möglichkeit, beim Wohnungsamt einen Wohnberechtigungsschein zu beantragen. Die Pflegekasse oder das Sozialamt kümmern sich dann zumindest zum Teil um die Übernahme der Kosten der ambulanten Pflege eines pflegebedürftigen Menschen. (BMFSFJ 2013)

Eine weitere Alternative zur traditionellen Altenheimversorgung bzw. zum Umzug ins Pflegeheim stellen sogenannte **Demenz-Wohngemeinschaften** dar, bei denen sich meist sechs bis zwölf Demenzkranke eine Wohnung mit gemeinsamem Wohnzimmer, Küche und Bäder teilen. Darüber hinaus hat jeder Bewohner ein eigenes Zimmer mit eigenen Möbeln. Die Versorgung übernimmt hierbei professionelles Pflegepersonal. Gab es solche „Demenz-WGs" anfangs eher vereinzelt und überwiegend in Großstädten, entstehen heute auch in ländlichen Gebieten immer mehr derartige Gemeinschaften. Bei solchen Pflegewohngemeinschaften wird ein ambulanter Dienst beschäftigt, welcher dann für die Versorgung aller in der Gemeinschaft wohnenden Personen zuständig ist; der Schweregrad der Pflegebedürftigkeit bestimmt maßgeblich die Personalstärke. (Kastner, Löbach 2010: 171)

Da die Anzahl der „Gruppenmitglieder" immer überschaubar gehalten wird und meist die gleichen Pflegekräfte und Helfer ins Haus kommen, können sich die Bewohner in der Regel nach einiger Zeit in dieser Umgebung gut zurechtfinden und Vertrauen gewinnen. Zudem helfen Angehörige oftmals mit, den gemeinsamen Alltag zu organisieren und zu gestalten.

Eine Demenz-WG unterscheidet sich in vielen Dingen gar nicht so sehr vom „normalen" WG-Alltag; je nach individuellen Fähigkeiten und Fertigkeiten erledigen die Bewohner wichtige Tätigkeiten selbst, soweit sie es können und wünschen. Dies gilt beispielsweise für haushälterische Tätigkeiten wie Einkaufen, Kochen und Waschen. Professionelle Pflegekräfte, welche als Dienstleister die Wohngemeinschaft rund um die Uhr betreuen, stehen hierbei stets hilfsbereit zur Seite.

Diese Gemeinsamkeit mit den klassischen WGs gilt auch für aufkommende Fragen wie beispielsweise nach dem Vorstand der gemeinsamen Haushaltskasse, dem monatlich zu zahlenden Beitrag jedes WG-Mitglieds und den Aufgaben, die einzelne Bewohner für die Gemeinschaft übernehmen. Diese Form des Zusammenlebens setzt auch bei Demenzpatienten voraus, dass es einem gelingt, sich mit anderen Personen auf längere Zeit zu arrangieren. Durch dieses Konzept erhalten Demenzkranke die Chance, länger selbstbestimmt zu leben; die Angehörigen werden dagegen erheblich entlastet (BMFSFJ 2013)

Da sich (gerontopsychiatrische) Wohngemeinschaften für Demenzkranke sehr eng an den üblichen Anforderungen des täglichen Lebens ausrichten, können die negativen Auswirkungen eines institutionellen Milieus wie etwa einem Pflegeheim überwiegend verhindert werden. In der Regel lassen sich solche Wohngemeinschaften in gewöhnlichen Wohnhäusern einrichten; sie stellen eine bedeutsame Alternative zum konventionellen Pflegeheim dar. (Braas et al. 2005: 99)

In dem Bereich der Haus- bzw. Wohngemeinschaften im Alter gibt es mittlerweile zahlreiche Mischformen; bei manchen Einrichtungen liegt der Schwerpunkt mehr auf der pflegerischen Versorgung, bei anderen werden sowohl ambulante Pflegedienste als auch Sozialarbeiter/ Hauswirtschaftler hinzugezogen. (Kastner, Löbach 2010: 170f.)

Pflegeheim – die letzte Alternative?

Nicht bei jedem Menschen, der an einer Demenz erkrankt ist, kommen die vorgestellten Betreuungsformen in Frage; je nach Ausmaß der Krankheit sowie persönlichen und finanziellen Gegebenheiten lässt es sich nicht in jedem Fall vermeiden, in ein Pflegeheim zu ziehen.

Catulli konstatiert, dass im Hinblick auf die gegenwärtige bzw. auch zukünftige demographische Entwicklung davon ausgegangen werden muss, dass die Inanspruchnahme von Plätzen in vollstationären Einrichtungen in Zukunft steigen wird, insbesondere bei Menschen mit einer dementiellen Erkrankung.

Allen Bemühungen um eine ambulante Versorgung und Betreuung zum Trotz sei damit zu rechnen, „dass zwei Drittel der Demenzkranken irgendwann auf Dauer im Pflegeheim betreut werden müssen, weil die Komplikationen im Krankheitsverlauf ambulant nicht mehr zu bewältigen sind und die dadurch permanent überforderte häusliche Pflegesituation den Übergang ins Heim unumgänglich macht". (Besselmann et al. 2001: 113f. in Catulli 2007: 31)

Braas et al. raten dazu, Alzheimer-Patienten in Pflegeheimen unterzubringen, welche konzeptionell auf diese Patientengruppe eingerichtet sind. Außerdem sollte beachtet werden, dass die Einrichtungen mehrgliedrig gestaltet sind, d.h., über ein abgestuftes Angebot von Wohnbereichen sowie offene und geschlossene Pflegebereiche verfügen. Dadurch wird sichergestellt, dass der

Bewohner abhängig vom Pflegebedarf ohne große Umstände in die erforderliche Abteilung der Einrichtung wechseln kann. Bezüglich der Auswahl eines geeigneten Pflegeheims für eine dementiell erkrankte Person gilt es besonders darauf zu achten, dass dieses über eine begrenzte Größe sowie einen ausreichenden Personalschlüssel verfügt. Außerdem sind Wegflächen zum Ausleben des Bewegungsdrangs von essentieller Bedeutung, ebenso wie eine aktivierende Grundhaltung, reichhaltige Beschäftigungsmöglichkeiten und die stete Einbeziehung der Angehörigen. (Braas et al. 2005: 99)

Mit steigender Anzahl alter und sehr alter Menschen in Deutschland wächst auch die Zahl der Pflegeheime in der Republik, momentan lassen sich mehr als 10.000 Heime verzeichnen, Tendenz steigend. Da wie bereits dargelegt auch die Zahl der Demenzkranken in unserer Gesellschaft zukünftig ansteigen wird, müssen die Einrichtungen über kurz oder lang ihre Angebote auf die besonderen Ansprüche dieser Bewohnergruppe ausweiten.

Das Zusammenleben von dementiell erkrankten und geistig „klaren" Menschen in Pflegeheimen bietet sowohl Vor- als auch Nachteile: Zum einen können sich leicht Erkrankte in vielen Situationen des Alltags an dem Verhalten der „gesunden" Bewohner orientieren und sich so oftmals behelfen, wenn sie kleinere Dinge vergessen haben bzw. nicht mehr wissen, was mit Gegenständen des täglichen Lebens anzufangen ist. Da manche Demenzkranke jedoch oftmals ein enthemmtes Verhalten an den Tag legen oder auch viel Nähe suchen, kann dies zu Ablehnung durch die anderen Bewohner und somit zu Konflikten führen. Daher wird von Seiten der Pflegeheime verstärkt darauf geachtet, spezielle Betreuungsangebote oder darüber hinaus auch besondere Wohn- und Pflegebereiche für Demenzkranke einzurichten. Dadurch vereinfacht sich die gemeinsame Haushaltsführung und auch das Leben in der Gruppe verläuft häufig reibungsloser, da normgerechtes Verhalten hier keine so bedeutsame Rolle mehr spielt, die Demenzkranken stehen weniger unter Stress. Viele Einrichtungen bieten bereits individuelle Betreuungspläne an, welche auch die Vorlieben und Biografien der Demenzkranken berücksichtigen. (BMFSFJ 2013)

Auch Kastner und Löbach haben sich mit den Vor- und Nachteilen auseinandergesetzt, welche sich im Hinblick auf die integrative Versorgung Demenzkranker ergeben: Für eine integrative Versorgung, also die gemeinsame Betreuung Demenzerkrankter mit Nicht-Demenzerkrankten spricht, dass der Betroffene keine Stigmatisierung erfährt und die Gefahr der „Abschiebung" somit umgangen wird. Demenzkranke können dadurch ein Stück „Normalität" beibehalten; durch die „Gesunden" entsteht eine fördernde Wirkung auf die Demenzerkrankten, sie können von ihnen bzw. ihrem Verhalten lernen. Auch die Gesunden profitieren hierbei, denn der Umgang mit Demenzkranken hat präventive Auswirkungen auf ihre eigene Gesundheit.

Für ein segregatives, trennendes Konzept der Betreuung spricht hingegen die Tatsache, dass die Gruppe dadurch besser überschaubar bleibt und eine allgemeine Stressreduktion zu verzeichnen ist: es können keine Konfrontationen mit Gesunden auftreten, wodurch auch gleichzeitig das „Risiko" der Konfrontation mit den eigenen Defiziten abschwächt werden kann. Auch die Gabe von Psychopharmaka kann im Rahmen derartiger Formen des Zusammenlebens häufig reduziert werden. (Kastner, Löbach 2010: 168f.)

Hinsichtlich Qualität und Preis herrscht eine große Spannbreite bei Pflegeheimen; Einrichtungen von Wohlfahrtsverbänden sind meist günstiger als Seniorenresidenzen und Wohnstifte. Der Preis allein muss allerdings nicht unbedingt Auswirkungen auf die Qualität des einzelnen Heims bzw. die dort erbrachten Pflegeleistungen haben, hilfreich kann es in diesem Kontext sein, einen Blick in den Prüfbericht des *Medizinischen Dienstes der Krankenversicherung (MDK)* zu werfen, hier finden sich Pflegemängel sowie eine Bewertung der Heime nach Noten. Empfehlenswert ist zudem, dass sich Angehörige im Vorfeld stets einen umfassenden Eindruck vor Ort verschaffen und Gespräche mit Pflegekräften führen. Besonders im Falle demenzkranker alter Menschen ist es ratsam, sich zuvor einen Überblick bezüglich der auf Demenzkranke zugeschnittenen Wohn- und Betreuungsangebote zu verschaffen – letztlich muss meist ein Kompromiss geschlossen werden, zwischen dem, was wünschenswert erscheint und dem, was die finanzielle Lage im Einzelnen hergibt. Gerade die familiär erscheinenden, übersichtlichen Anlagen (kleine Bewohner-Gruppen mit festen Pflegekräften) kommen den Bedürfnissen Demenzkranker meist sehr entgegen, jedoch fallen hierfür in der Regel auch höhere Kosten an. Nichts desto trotz gibt es natürlich auch größere Pflegeheime, die demenzkranken Menschen eine qualitativ hochwertige Betreuung bieten.

Für Menschen mit Alzheimer oder einer dementiellen Erkrankung in der letzten Lebensphase haben manche Pflegeheime sogenannte Pflegeoasen eingerichtet, bei denen drei bis acht Personen in einem Raum betreut werden. Dieses Konzept ist jedoch besonders in Fachkreisen stark umstritten, da es zwar einsamen und ängstlichen Menschen Geborgenheit und Zuwendung bieten kann, jedoch ist dadurch eine Intimsphäre so gut wie nicht vorhanden, da zudem rund um die

Uhr Pflegekräfte präsent sind. Kritiker wenden ein, in Pflegeoasen sei keinerlei Intimsphäre mehr möglich. Eine Alternative zu diesem Modell sind sogenannte "qualitätsgeleitete Pflegeoasen", bei denen jeder schwerkranke Mensch ein eigenes Zimmer bewohnt, wobei sich die Türen stets weit öffnen lassen, wodurch jedes Zimmer vom zentral gelegenen Küchen- und Aufenthaltsraum eingesehen werden kann. Dadurch müssen die Erkrankten ihr Zimmer nicht unbedingt verlassen und können auf diese Weise trotzdem (zumindest passiv) weiterhin am sozialen Leben teilhaben. (BMFSFJ 2013)

Praxis-Beispiel: Nicht-medikamentöse Maßnahmen: Wirksamkeit, Nutzen, Stellenwert

Während die medikamentösen Ansätze zur Behandlung bzw. Therapie von Demenz schon intensiv beforscht und weiterentwickelt werden, gibt es zu den nicht-medikamentösen Maßnahmen gegenwärtig noch eine vergleichsweise geringe Anzahl an aussagekräftigen systematischen Ergebnissen. Jedoch werden die Alltagsfähigkeiten und das herausfordernde Verhalten von Menschen mit Demenz durch die gegenwärtig verfügbaren Medikamente nur geringfügig verbessert; besonders für den Bereich herausforderndes Verhalten empfiehlt es sich daher, den Einsatz nicht-medikamentöser Maßnahmen zu präferieren.

Diese können nicht nur von pflegenden Angehörigen wie auch professionellen Pflegekräften umgesetzt, sondern auch von Physiotherapeuten, Ergotherapeuten, Angehörigen anderer Heilberufe sowie Psychologen in der Therapie angewandt werden. (BMG 2011: 13f.)

Ein relevantes Beispiel für die ganzheitliche Förderung von Körper und Geist im Rahmen einer nicht-medikamentösen Mehrkomponententherapie ist die sogenannte „*Multi-modale Aktivierungstherapie bei Demenzkranken im Pflegeheim (MAKS aktiv)*".

Diese setzt sich aus motorischen, alltagspraktischen, kognitiven sowie spirituellen Elementen zusammen. Da vieles darauf hindeutet, „dass eine ganzheitliche Ressourcenförderung von Geist (Kognition), Körper (Motorik) und Selbstständigkeit im Alltag den größten Nutzen für Betroffene und Pflegekräfte bringt", wurde *MAKS aktiv* im Rahmen einer Studie auf die Wirksamkeit bzw. ihre Auswirkungen auf Menschen mit Demenz getestet. Diese Studie wurde unter der Leitung von Prof. Dr. med. Elmar Gräßel vom Psychiatrischen Universitätsklinikum Erlangen in Zusammenarbeit mit der Diakonie Neuendettelsau durchgeführt.

Die Studie sah vor, dass in fünf Pflegeheimen je zehn Bewohner, welche unter Gedächtnisstörungen durch Demenz litten, an sechs Tagen in der Woche für je zwei Stunden eine Förderung in den vier oben genannten MAKS-Bereichen erhielten. Die Kontrollgruppe setzte sich ebenfalls aus 50 Personen mit gleichem Krankheitsbild zusammen. Die Studiendauer wurde auf sechs Monate begrenzt.

Jeweils zu Beginn und am Ende der Studie wurden alle Gruppen im Hinblick auf Gedächtnisfähigkeiten sowie alltagspraktische und pflegerelevante Gesichtspunkte untersucht. Nachdem das erste halbe Jahr vergangen war, wurde die Studie für weitere sechs Monate fortgeführt.

Die Halbjahresdaten, welche Informationen über 100 abgeschlossene Fälle bzw. Studienteilnehmer beinhalten, ergaben, dass die Therapiegruppe wie erwartet ihre ermittelten Anfangswerte über den Zeitraum von sechs Monaten halten konnte, während die Kontrollgruppe signifikante Leistungseinbußen hinsichtlich ihrer Fähigkeiten aufwies. In der Therapiegruppe wurde zudem eine Verbesserung der Gesamtsymptomatik ersichtlich, besonders auffällig war dies in den Bereichen Stimmung und Verhaltensauffälligkeiten. Die Ganzjahresdaten, welche von 70 Personen erhoben werden konnten, zeigten ähnliche bzw. noch deutlichere Ergebnisse: Während die Therapiegruppe ihre kognitiven Fähigkeiten über den gesamten Zeitraum der Studie bewahren konnte, ließen die gleichen Fähigkeiten in der Begleitgruppe signifikant nach. Dieses Ergebnis zeigt, dass durch die Einführung eines intensiven Mehrkomponenten-Aktivierungsprogramms für Menschen mit dementiellen Erkrankungen in Pflegeheimen die „kognitiven Fähigkeiten der Teilnehmerinnen und Teilnehmer der Therapiegruppe über einen Zeitraum von zwölf Monaten stabil bleiben, während sie bei Personen ohne spezielles Aktivierungsprogramm deutlich abnehmen. Ergo bietet das *MAKS aktiv-Training* erstmals eine Therapieoption, welche für den Zeitraum eines Jahres eine Stabilisierung der kognitiven wie alltagspraktischen Fähigkeiten bei Demenzkranken ermöglicht, ohne dass hierfür Medikamente eingenommen werden müssen. (BMG 2011: 20f.)

Praxis-Beispiel: Erfolgsfaktoren in der stationären Pflege von Menschen mit Demenz

Prof. Dr. Adelheid Kuhlmey von der Charité Berlin verweist auf die große Bedeutung einer intensivierten Forschung zum Thema stationäre Pflege von Menschen mit Demenz und belegt dies mit eindeutigen Zahlen bzw. aktuellen Statistiken: Laut der aktuellen Pflegestatistik sind in Deutschland ca. 2,25

Millionen Menschen pflegebedürftig im Sinne des Pflegeversicherungsgesetzes (SGB XI). Rund ein Drittel aller Pflegebedürftigen werden in stationären Heimen versorgt, dies sind etwa 709.000 Menschen, Tendenz steigend. Kuhlmey konstatiert, dass Demenzen gegenwärtig als die häufigste Ursache für die Aufnahme in ein Alten- bzw. Pflegeheim gelten, rund zwei Drittel aller Pflegeheimplatze sind von Demenzpatienten belegt. Aktuelle Forschungen konnten zeigen, dass bis zu 80% der dementen Heimbewohner (teilweise sogar noch mehr) unter neuropsychiatrischen Symptomen leiden. Diese Tatsache bedeutet auch für die Personen, welche in der Versorgung von Demenzkranken tätig sind, eine große Herausforderung bzw. bringt hohe Belastungen mit sich. Da die Durchführung von psychopharmakologischen Behandlungen zur Therapie neuropsychiatrischer Symptome wegen der erheblichen Nebenwirkungen nicht überall auf Zustimmung stößt und die verschiedenen nicht-medikamentösen Ansätze nach Kuhlmey noch nicht ausreichend erforscht sind, erscheint es umso wichtiger, bestehende Defizite in der Versorgung zu erkennen und zu beheben. Daher wurden im Rahmen des *Leuchtturmprojekts Demenz* die charakteristischen „Pflegeprobleme", welche mit einer Demenz einhergehen (herausforderndes Verhalten der Betroffenen, häufige Überforderung der Pflegenden) erforscht bzw. analysiert. Als ein Best-Practice-Modell in diesem Bereich bzw. als Beispiel für eine vorbildliche Versorgung stellte sich hierbei das ***Haus Schwansen* in Rieseby** heraus.

Dieses Heim zur Versorgung dementiell erkrankter Menschen verfügt nach eigenen Angaben über eine hohe Versorgungsqualität; vor allem die Werte und Prinzipien, nach denen dort gearbeitet wird, machen Haus Schwansen zu einem Modellhaus. Charakteristisch ist die dort gelebte „Kultur des Vertrauens, der Wertschätzung und der Partizipation".

Im Rahmen des *Leuchtturmprojekts Demenz* ließ sich das Heim vom IBW Münster (Institut für Bildung und Wissenschaftliche Dienstleistungen im Sozial- und Gesundheitswesen) untersuchen und bewerten, mit dem Ziel, „die Kompetenzen des Hauses Schwansen auf zwei andere Heime beispielhaft zu transferieren und diese Erfahrungen der Fachöffentlichkeit zur Verfügung zu stellen".

Hierzu wurde gemäß der Prinzipien der qualitativen Sozialforschung, genauer der *Grounded Theory,* anhand von 16 Interviews sowie 14 Beobachtungssituationen ermittelt, über welche Besonderheiten das Haus Schwansen bezüglich der Versorgung von Demenzpatienten im Einzelnen verfügt bzw. in einem zweiten Schritt, „ob und in welcher Art und Weise das Haus Schwansen aus wissenschaftlicher Sicht beispielhaft für die Versorgung von Menschen mit Demenz verstanden werden kann". Darüber hinaus sollten Kompetenzen auf zwei weitere Heime (Transferheime) übertragen werden, um durch Ergebnisrückmeldungen (Befragungen der Leitungspersonen sowie der Mitarbeiter) diesbezüglich zu noch erkenntnisreicheren Resultaten zu gelangen. Die Studie kommt zu dem Ergebnis, dass Haus Schwansen im Verlauf seiner Entstehungs- und Entwicklungsgeschichte (1992 wurde das Konzept der Einrichtung erarbeitet) eine „eigene ausgeprägte Versorgungs-, Organisations- und Lernkultur ausgebildet" hat.

Von zentraler Bedeutung sind hierbei übergreifende Werte und Handlungsweisen wie Wertschätzung, Vertrauen und Partizipation. Die Wertschätzung eines jeden einzelnen Bewohners lässt sich in verschiedene Dimensionen unterteilen. Sie kann entweder durch Sprache explizit geäußert oder auch durch Gesten und Berührung ausgedrückt werden. Auch eine Wertschätzung mithilfe von Musik ist denkbar, beispielsweise durch ein Begrüßungslied für den Bewohner oder ein persönliches Ansingen während der hauseigenen Musiktherapie. Darüber hinaus kann Wertschätzung auch durch Symbole oder symbolhafte Handlungen ausgedrückt werden, die Mitarbeiter erwähnten hier etwa das Hinterlegen von Rosen auf dem Bett eines verstorbenen Bewohners.

Des Weiteren verweisen die studieninternen Untersuchungen zu verschiedenen Versorgungsbereichen und -konzepten in Haus Schwansen (Ergotherapie, Musik-Arbeitsgruppe, Pflegevisite, Pflege in der Insel (vollständige Begleitung von Bewohnern in der letzten Lebensphase der Demenz, palliative Versorgung), gemütliche Gesprächsrunden, Tanzcafè, etc.) darauf, dass diese umfassende Art der Versorgung offensichtlich zur Steigerung der Lebensqualität von dementiell erkrankten Bewohnern beitragen kann. Doch nicht nur die Bewohner profitieren augenscheinlich von den im Haus zentralen Werten Vertrauen, Wertschätzung und Partizipation; auch anhand des Führungsstils zeigt sich, dass Mitarbeiter in ihrer Person wie auch in ihrem Können und Wissen geschätzt und durch gezielte Weiterbildungen und Reflexionsgespräche gefördert werden. Hinsichtlich des Transfers dieses Konzepts auf die beiden anderen Pflegeheime wurde ersichtlich, dass die Mitarbeiter nicht nur „Wissens- und Könnenszunahmen" bei sich bzw. ihren Kollegen bemerkten, sondern auch von einer veränderten Haltung bzw. einer gewachsenen Wertschätzung für die Bewohner sprachen. (BMG 2011: 47ff)

Praxis-Beispiel: Alzheimer-Therapiezentrum Bad Aibling

Das Alzheimer Therapiezentrum der Schön Klinik Bad Aibling (Oberbayern) gilt als eines der führenden Rehabilitationszentren für Menschen mit Demenz und ihren Angehörigen im bundesdeutschen Raum.

Das dort umgesetzte Behandlungskonzept sieht vor, dass an Demenz erkrankte Menschen und deren Angehörige (meist sind es die Ehepartner) im Rahmen einer Rehabilitationsmaßnahme gemeinsam stationär aufgenommen werden. Nach Angaben der Klinik ist dieses Konzept des engen Einbezugs der Angehörigen in die Therapie bisher „einzigartig", die Behandlungsstrategie wurde in Zusammenarbeit mit der Klinik für Psychiatrie und Psychotherapie der TU München entwickelt und wird seit nun mehr 14 Jahren angewandt.

Zentrales Behandlungsziel ist es, die Kompetenzen der Demenzkranken zur Alltagsbewältigung so weit wie möglich aufrechtzuerhalten sowie gleichzeitig die Angehörigen so gut wie möglich auf das weitere Leben mit der Demenzerkrankung vorzubereiten.

Da die Alzheimer-Krankheit hierzulande die am häufigsten auftretende Form der Demenz ist, ist sie auch die am meisten behandelte Erkrankung im Therapiezentrum Bad Aibling, aufgenommen werden jedoch auch Betroffene anderer Demenzformen sowie Personen, welche unter ähnlich verlaufenden Störungen des Gedächtnisses, der Sprache und/oder der Orientierung leiden. Das Behandlungsspektrum umfasst im Einzelnen: Alzheimer-Krankheit, Vaskuläre Demenz, Gemischte Demenz, Lewy-Körperchen-Demenz, Frontotemporale Demenz, Primär progressive Aphasie, Semantische Demenz, Demenz bei Morbus Parkinson, Kortikobasale Degeneration, Korsakow-Syndrom sowie weitere seltenere Demenzerkrankungen. Die Behandlung steht sowohl jüngeren, präsenilen (d.h. vor dem 65.Lebensjahr) erkrankten Patienten offen als auch älteren Menschen, welche nach dem 65. Lebensjahr erkrankt sind (senile Demenz). Da die betroffenen Familien sich in der Regel umso besser auf das bevorstehende Leben mit der Demenz vorbereiten können, je früher Diagnose bzw. Therapie erfolgen, werden bevorzugt Betroffene in frühen und mittleren Stadien der Erkrankung aufgenommen und behandelt.

Obwohl auch durch dieses Behandlungskonzept keine ursächliche Heilung des Demenz-Syndroms erzielt werden kann, ermöglicht eine gezielte Behandlung die signifikante Verlangsamung des Fortschreitens der Krankheit sowie eine Reduzierung/ Verhinderung von begleitenden Störungen (auffälliges Verhalten, Aggressivität, Depressivität); durch spezifische Medikamente und besonders günstige Lebensbedingungen können geistige Fähigkeiten länger bewahrt werden, wodurch letztlich nicht nur das Leid der Kranken, sondern auch das der Angehörigen vermindert werden kann.

Die Behandlung von Alzheimer und anderen dementiellen Erkrankungen basiert im Therapiezentrum Bad Aibling auf drei Säulen: Medikamentöse Therapie, Förderung der erhaltenen Fähigkeiten und Ressourcen von Betroffenen sowie therapeutische Unterstützung der begleitenden Angehörigen. Die Patienten erhalten neben der medizinischen Behandlung ein erhaltendes Rehabilitationsprogramm, während die Angehörigen an einem spezifischen Schulungs- und Unterstützungsprogramm partizipieren.

Diagnostik und Medizinische Behandlung:

Die Patienten werden in der Akutdiagnostik gründlich untersucht, behandelt und je nach Bedarf mit einem passenden medikamentösen Konzept nach Hause entlassen. Die Diagnostik setzt sich zusammen aus einem ausführlichen Erstgespräch sowie klinischen fachärztlichen neurologischen Untersuchungen; des weiteren bedient man sich in diesem Kontext verschiedener bildgebender Verfahren (MRT, CT), neuro-psychologischen Untersuchungen sowie einer umfassenden Labordiagnostik, ergänzt durch eine Untersuchung der Gehirn-Rückenmarks-Flüssigkeit (Liquor-Diagnostik). Die medikamentöse Therapie erfolgt durch antidementive Medikamente sowie Präparate zur Behandlung verschiedener Begleitsymptome (Antriebslosigkeit, Depressivität, Unruhe, Aggressivität etc.). Die antidementiven Medikamente orientieren sich an dem aktuellen wissenschaftlichen Stand sowie den Leitlinien der Deutschen Gesellschaft für Neurologie. In manchen Fällen wird darüber hinaus eine Operation am Gehirn des Betroffenen durchgeführt, um eine Stauung des Nervenwassers zu beheben.

Therapieprogramm für Demenzpatienten:

Da krankheitsbedingte Störungen des Gedächtnisses sowie anderer kognitiver Funktionen (Sprache, logisches Denken, Konzentration, Aufmerksamkeit, Steuerung von Bewegungsabläufen etc.) gegenwärtig noch nicht auf eine nachhaltige Therapie ansprechen, konzentriert sich die Behandlung meist auf die Förderung von erhaltenen Fähigkeiten und Ressourcen bei Menschen mit Demenz.

Das dreiwöchige Therapieprogramm offeriert jedem Patienten einen strukturierten Tagesablauf, welcher sich an den individuellen Bedürfnissen und Möglichkeiten orientiert. Das Behandlungsspektrum umfasst dabei eine große Bandbreite unterschiedlicher Ansätze:

Einen großen Schwerpunkt der Demenz-Behandlung in Bad Aibling stellt die sogenannte Erinnerungsarbeit dar, hier macht man sich die Tatsache zunutze, dass vertraute Gegenstände häufig Erinnerung wecken können. In Kleingruppen werden die Patienten dabei mit Bild- und Tonmaterial (Fotos, Bücher, Musik, Filme) konfrontiert, wodurch – ähnlich wie bei vertrauten, alten Gegenständen – längst „vergessene" Erinnerungen auf spielerische Art und Weise hervorgerufen bzw. aktiviert werden können. Diese spielerische Erinnerungsarbeit in Gruppen fördert eine lockere, ungezwungene Atmosphäre und sorgt in aller Regel dafür, dass die Patienten unter Anleitung eines Therapeuten auch verstärkt das Gespräch untereinander suchen und sich austauschen können. Das durch die krankheitsbedingten Symptome oft geringe Selbstwertgefühl kann so sukzessive wieder gestärkt werden. Neben den Kommunikations- und Erinnerungsspielen in der Gruppe werden auch Therapieeinheiten durchgeführt, bei denen die Angehörigen mit einbezogen werden; als Grundlage für diese gemeinsamen Familiensitzungen dient meist persönliches Erinnerungsmaterial von zu Hause wie beispielsweise Fotos, auch dadurch können noch erhaltene biographische Erinnerungen gefördert und gestärkt werden. Die Angehörigen „profitieren" von diesen gemeinsamen Familiensitzungen unter Anleitung eines Therapeuten in der Hinsicht, dass sie hierbei lernen können, ihre Kommunikations- und Umgangsformen mit dem erkrankten Familienmitglied nachhaltig zu verbessern.

Hohe Bedeutung kommt auch den Alltagsorientierten Therapien zu, denn in alltagsnahen Situationen, wie beispielsweise dem Zubereiten einfacher Gerichte oder bei Haus- oder Gartenarbeit, können erhaltene Fähigkeiten gefördert und verstärkt werden, wodurch Patienten häufig kleine persönliche Erfolgserlebnisse empfinden können. Auch Kunst- und Gestaltungstherapie sind dabei behilflich, Aktivitäten wieder aufzubauen bzw. die Wahrnehmung des Betroffenen zu fördern.

Durch kreatives Gestalten können dementiell erkrankte Menschen oftmals leichter ausdrücken, was ihnen verbal nicht mehr möglich ist; hierbei entstehen ganz neue Äußerungsmöglichkeiten, um mit der Umwelt zu kommunizieren; Emotionen wie Freude, Schmerz oder Trauer können durch Malen und kreatives Gestalten ausgedrückt und dadurch auch besser verarbeitet werden. Betroffene entwickeln häufig ungeahnte Freude daran, etwas selbstständig zu schaffen und können so neues Selbstbewusstsein gewinnen, welches bei der Krankheitsbewältigung nützlich ist.

Darüber hinaus können Musikorientierte Therapien ebenfalls zur Förderung von Ressourcen bei Demenzpatienten beitragen, denn viele Erinnerungen sind gemeinsam mit bestimmten Melodien tief im Unterbewusstsein verankert und können durch gezielte Impulse auch wieder geweckt werden. Viele der Betroffenen können noch aktiv am gemeinsamen Singen oder auch Tanzen in der Gruppe teilnehmen; zudem besteht bei Interesse die Möglichkeit, gemeinsam zu musizieren.

Des Weiteren werden im Therapiezentrum Bewegungsorientierte Therapien durchgeführt, da regelmäßige Bewegung nicht nur förderlich auf die Durchblutung des gesamten Körpers, sondern auch insbesondere auf die des Gehirns wirkt und daher geistige Fähigkeiten stärkt. Angebote wie begleitete Spaziergänge, Gymnastik oder Ballspiele finden üblicherweise in kleinen Gruppen statt.

Betroffene in frühen Krankheitsstadien der Demenz, welche Einsicht in ihren Krankheitszustand haben und hohen Leidensdruck verspüren, können darüber hinaus auch an einer Gesprächsgruppe sowie einer kunsttherapeutischen Gruppe zur Krankheitsverarbeitung teilnehmen. Hierbei wird das Ziel angestrebt, die selbst wahrgenommenen Defizite zu verarbeiten und trotz der irreversiblen Erkrankung eine optimistischere Zukunftsperspektive zu entwickeln.

Körperwahrnehmungsübungen (Paarmassage), Entspannungsübungen (Autogenes Training, Phantasiereisen) sowie Seelsorge runden das breitgefächerte Therapieangebot ab.

Im Laufe des Aufenthaltes nehmen die Betroffenen zudem immer wieder gemeinsam mit ihren pflegenden Angehörigen an verschiedenen Therapieangeboten (Kommunikationsspiele, Kunsttherapie etc.) teil; die

Angehörigen lernen dadurch auf der einen Seite Aktivierungs- und Beschäftigungsmöglichkeiten für ihr erkranktes Familienmitglied kennen und können auf der anderen Seite mit Unterstützung eines Therapeuten zu einer Verbesserung ihrer Kommunikation mit dem Erkrankten gelangen.

Im Zentrum jeder Therapieeinheit steht dabei stets der Grundsatz, Frusterlebnisse weitestgehend zu vermeiden, da Patienten und Angehörige ohnehin schon viel zu oft im Alltag mit diesen konfrontiert werden. Es soll letztlich vermittelt werden, dass Lebensqualität und die Diagnose „Demenz" sich nicht zwangsläufig gegenseitig ausschließen müssen.

Therapieprogramm für Angehörige:

Besonderes Augenmerk der ganzheitlichen Therapie in Bad Aibling liegt neben dem Angebot für die Betroffenen selbst auf dem Schulungs- und Unterstüzungsprogramm für die betreuenden Angehörigen. Diese werden in interaktiven Gesprächsgruppen wie auch durch Expertenvorträge mit hilfreichen Informationen über die Demenzerkrankung unterstützt, um bei den aktuellen und zukünftigen Aufgaben bzw. Herausforderungen im alltäglichen Umgang mit der dementiellen Person vorbereitet zu sein. So entwickeln die Angehörigen ein Verständnis dafür, wie sich die unterschiedlichen Krankheitsbilder im Alltag auswirken und welche Symptome auftreten können: das veränderte Verhalten des dementiellen Familienmitglieds wird so besser verständlich bzw. kann leichter nachvollzogen werden.

Neben dieser inhaltlichen Information über dementielle Erkrankungen lernen die Angehörigen spezifische Kommunikationsstrategien sowie den richtigen Umgang mit aufkommenden Konflikten kennen. In Einzelgesprächen oder auch in kleineren Gruppen wird erlernt, wie Konflikte im Alltag häufig gar nicht erst entstehen bzw. wie die Betroffenen am besten unterstützt werden können.

Da die Pflege eines dementiell erkrankten Angehörigen zu Hause in der Regel eine enorme körperliche und seelische Belastung darstellt, müssen pflegende Familienmitglieder darauf achten, dass die hohen Anforderungen nicht zunehmend die eigenen Kräfte gefährden. Hier kann eine fachkundige Pflegeberatung Unterstützung bieten, indem erprobte Strategien und Hilfsmittel vermittelt werden, welche bei vielen problematischen Situationen in der Pflege angewandt bzw. verwendet werden können. Der Umgang mit der eigenen Belastung wird zudem in speziellen Gruppengesprächen thematisiert, bezweckt werden soll dadurch u.a. dass die pflegenden Angehörigen eine realistische Einschätzung hinsichtlich ihrer eigenen Belastbarkeit entwickeln und Möglichkeiten kennen lernen, wie sich Hilfe von außen organisieren lässt. Häufig empfinden es Angehörige als sehr hilfreich zu erfahren, dass sie mit ihrer Situation bzw. den aufkommenden Problemen bei der alltäglichen Betreuung nicht alleine sind, nicht selten werden so auch über den Aufenthalt hinaus wertvolle Kontakte mit anderen Angehörigen geknüpft.

Ähnlich wie bei den Personen mit Demenz haben die Angehörigen ebenfalls die Möglichkeit, an gemeinsamen Entspannungsmethoden (Autogenes Training, Progressive Muskelentspannung nach Jacobsen, Imaginationsübungen) teilzunehmen, um so wieder zu etwas mehr Ruhe und Gelassenheit zu finden. Auch das Angebot der Kunst- und Gestaltungstherapie steht den Angehörigen offen, um die eigene Situation zu reflektieren bzw. auch negative Gefühle wie Trauer und Schmerz zuzulassen und auszudrücken.

Der Einbezug der nächsten Angehörigen ist nicht zuletzt deswegen ein sehr wichtiges Element des Behandlungsangebots, da die umfassende Unterstützung durch Angehörige für Menschen mit Demenz letztlich lebenswichtig ist. Denn mit fortschreitender Erkrankung bedürfen diese zunehmend mehr Unterstützung, um ihren Alltag zu meistern bzw. möglichst lange ein „zufriedenes Leben" führen zu können. Unter diesen Bedingungen kann ein gemeinsames Zusammenleben auf lange Sicht nur dann gelingen, wenn die Angehörigen als wichtigste Bezugspersonen so lange wie möglich selbst psychisch wie auch physisch stabil bleiben und lernen, mit der fortschreitenden Erkrankung richtig umzugehen.

Um das Wohlergehen der Angehörigen nachhaltig zu fördern, erhalten diese während des Aufenthalts in Bad Aibling bei Bedarf eine umfassende sozialpädagogische Beratung, welche Unterstützung beim Aufbau eines Netzwerks für Zuhause bietet, wodurch das Leben mit der Krankheit besser bewältigt werden und einem Aufenthalt des Betroffenen in einer stationären Einrichtung häufig vorgebeugt werden kann. Darüber hinaus findet eine Aufklärung der Angehörigen über wichtige formelle Aspekte wie etwa das Schwerbehindertenrecht, die rechtliche Vorsorge sowie den Leistungskatalog der Pflegeversicherung statt. (Schön Kliniken 2013)

Palliative Care in der Geriatrie und Gerontopsychiatrie

Wie bereits erläutert, werden mit dem Anstieg des Anteils alter und sehr alter Menschen an der Gesamtbevölkerung prozentual gesehen auch mehr Bürger in Einrichtungen der stationären Alten- und Behindertenhilfe betreut, welche eine spezielle palliativmedizinische und –pflegerische Versorgung benötigen. Laut Schaeffer und Wingenfeld sind für die heutige Bewohnerstruktur nicht nur schwerwiegende körperliche Beeinträchtigungen charakteristisch, sondern auch „kognitive Einbußen, psychische Problemlagen und Verhaltensauffälligkeiten". Auch die Sterbebegleitung hat einen Bedeutungszuwachs erfahren, zudem haben sich die Einrichtungen in den letzten Jahrzehnten von „Stätten langjährigen Wohnens zu Einrichtungen der Bewältigung der Spät- und Endstadien chronischer (auch psychischer) Krankheit und der Pflege am Lebensende entwickelt". Jedoch besteht meist ein großes Missverhältnis zwischen den hieraus entstehenden Anforderungen einerseits und den konzeptionellen, strukturellen und personellen Rahmenbedingungen andererseits. (Schaeffer, Wingenfeld 2008: 298)

Baer verweist darauf, dass Palliative Care oft als „Sterbebegleitungskonzept" missverstanden und daher im Bereich der gerontopsychiatrischen Pflege bislang nur ansatzweise diskutiert wird. Jedoch steht Palliative Care in der stationären geronto-psychiatrischen Pflege vor großen Herausforderungen, was eine adäquate Umsetzung anbelangt. Besonders bei Menschen, die über erhebliche Einschränkungen in den Bereichen Kommunikation, Urteilsvermögen, Selbstpflege sowie Gestaltung von Beziehungen verfügen, ist es aufgrund kommunikativer Barrieren nicht ohne weiteres möglich, deren Selbstbestimmung und eine gute Lebensqualität stets zu gewährleisten. (Baer 2007: 624f.)

Aufgrund der wachsenden Bedeutung von Palliative Care insbesondere für die finale Betreuung und Versorgung von Demenzpatienten wird dieser Bereich der Pflege im anschließenden Kapitel gesondert behandelt.

Bedeutung und historische Entwicklung von Palliative Care

Der Begriff Palliative Care lässt sich in seiner Grundidee nicht verstehen und analysieren, wenn man die Ursprünge und Hintergründe dieses Gedankens unerwähnt lässt. Die eigentliche Entstehungsgeschichte von Palliative Care beginnt mit der frühen Phase der Hospizbewegung.

Der Begriff „Hospiz" entstammt dem lateinischen Begriff „hospitium", was sich allgemein mit Gastfreundschaft übersetzen lässt. Ursprünglich (vor ca. 2000 Jahren) war damit die (temporäre) Aufnahme von Pilgern gemeint. Im Mittelalter wurde diese „Praktik" weiter ausgebaut, indem große Mönchsorden Hospize als Häuser nahe der Strecke von Pilgerwegen bauten, welche allen Vorbeigehenden offen standen, die sich auf Reisen befanden und in irgendeiner Form Hilfe benötigten. Stellvertretend für den Begriff Hospiz wurden zu der Zeit auch die Begriffe „Hôtel-Dieu" oder Hospital verwendet, die damals noch eine identische Bedeutung hatten. Rückblickend kann man all diese frühen Arten von Hospizen als „konzeptionelle Eckpfeiler der Hospizbewegung" bewerten: Schon damals stand die Idee vom Verständnis des Lebens als einer „Reise mit dem Ziel ersehnter Ruhe und Glückseligkeit" stets im Vordergrund. Auch der hohe Stellenwert von Gastfreundschaft, allen Hilfebedürftigen Obhut und Pflege zu gewähren, ist bis heute tragend für das Hospizkonzept. (Pleschberger 2007: 25)

Einen regelrechten Meilenstein für die neue Hospizbewegung stellt die Eröffnung des *St. Christopher' s Hospice* in London im Jahr 1967 dar, welches rückblickend als das erste moderne Hospiz angesehen werden kann. Initiiert und gegründet wurde dieses Haus von *Cicely Saunders* – ein Name, der bis heute untrennbar mit dem Gedanken Hospiz bzw. der Hospizbewegung verbunden ist. Cicely Saunders (1918-2005) verfügte über eine Ausbildung zur Krankenschwester und medizinischen Sozialarbeiterin und darüber hinaus über ein abgeschlossenes Medizinstudium. Sie setzte sich mit größtem Engagement dafür ein, Menschen mit einer unheilbaren tödlichen Krankheit trotz aller Umstände ein Leben in Würde und Selbstbestimmtheit sowie mit möglichst wenig Schmerzen bis zum Tod zu ermöglichen.

Ein besonderes Anliegen war dieser bewundernswerten Frau die Weiterentwicklung der Symptombekämpfung, wobei der Fokus hier vor allem auf der Schmerzbeobachtung und -therapie lag. Im Bereich des *Schmerz- und Symptom- Managements* wurde in St. Christopher's Mitte des 20. Jahrhunderts regelrechte „Pionierarbeit" geleistet; dank Cicely Saunders gilt Großbritannien heute als das Ursprungsland der Hospizbewegung. (Pleschberger 2007: 24f.)

Die Hospizbewegung breitete sich Anfang der 80er Jahre auf dem europäischen Kontinent aus; das erste stationäre Hospiz in Deutschland wurde im Jahr 1986 in der Kaiserstadt Aachen eröffnet. Stationäre Hospize können als eine Art kleines hochspezialisiertes Pflegeheim für Sterbende verstanden werden.

Charakteristisch sind die kleine Bettenanzahl (in der Regel acht bis 16 Betten in einem Haus) sowie eine pflegerische Leitung. Ähnlich wie bei Alten- und Pflegeheimen wird die ärztliche Betreuung von niedergelassenen Ärzten erbracht, welche den Hospizbewohnern in regelmäßigen Abständen Visiten abstatten. Oftmals befinden sich stationäre Hospize in Trägerschaft von Hospizvereinen sowie großen Sozialverbänden (Caritas, Diakonie, etc.) oder auch Krankenhäusern. (Borasio 2011: 47)

Aus dem Hospizkonzept sind einige einander ähnelnde Begriffe hervorgegangen, etwa palliative Versorgung/ Pflege, Palliativmedizin und Palliativstationen. Aus dem lateinischen Wort „pallium", welches sich mit "Mantel" übersetzen lässt, entstand der Begriff „palliativ", womit die „lindernde symptomatische Behandlung bei unheilbaren Krankheiten" verbunden ist. Dieses Konzept der palliativen Pflege wird sowohl in autonomen Palliativeinrichtungen als auch in Hospizen und anderen Institutionen angewandt, die medizinisch-pflegerisch tätig sind. (Mielke 2006: 109)

Da Palliativmedizin ihrem Wesen nach als eine interdisziplinäre und multiprofessionelle Disziplin verstanden werden will, ist letztlich die Betreuung und Begleitung von Schwerstkranken und Sterbenden (stets unter Einbezug der Angehörigen) eine wesentliche Aufgabe für jeden Arzt, der im klinischen Bereich tätig ist. (Borasio et al. 2006: 37)

Um Kompetenzen im Bereich Palliativmedizin zu erlangen, ist für Mediziner eine „spezielle, interdisziplinäre Ausbildung und Erfahrung, vor allem auf internistischem, anästhesiologisch/schmerztherapeutischem und neurologischem Gebiet" erforderlich. Um dem interdisziplinären Charakter dieser Disziplin gerecht zu werden, bedarf es einer engen Kooperation aller klinischen Disziplinen, welche zur Symptomlinderung beitragen können. Hierzu gehören z.b. die Strahlentherapie, die Psychiatrie, die interventionelle Radiologie (therapeutische Eingriffe unter Bildsteuerung wie Ultraschall, CT, MRT etc.) sowie die (Neuro)chirurgie. Gemäß dem zentralen Grundsatz der multiprofessionellen Zusammenarbeit aller beteiligten Berufsgruppen sind bei Weitem nicht nur Ärzte und Pflegekräfte an Palliative Care beteiligt, sondern auch Psychologen, Krankengymnasten, Ergotherapeuten, Atemtherapeuten, Logopäden und Schlucktherapeuten. Auch Seelsorger und Sozialarbeiter werden integriert, ebenso die Angehörigen und gegebenenfalls auch Selbsthilfegruppen. (Borasio et al. 2006: 38)

Papke konstatiert, dass Palliativmedizin besonders in Deutschland häufig überwiegend auf Schmerztherapie reduziert wird und sieht den Ursprung für dieses enge Begriffsverständnis darin begründet, dass der Impuls zur palliativen Versorgung hierzulande ursprünglich von Anästhesisten ausging. Daher sieht der Internist den ungemein interdisziplinären Charakter dieses Fachs in Gefahr bzw. bezeichnet ihn als „nicht optimal umgesetzt". (Papke 2004: 154)

Auch Schmacke erwähnt zwei verbreitete Denkmuster hinsichtlich der Palliativmedizin, welche seines Erachtens als „problematisch" zu bewerten sind: Zum einen wird Palliativmedizin vornehmlich als „Ablösung" der kurativen Medizin verstanden, und zwar immer dann, wenn Heilungsversprechen aufgegeben werden müssen. Zum anderen existiert eine starke gedankliche Verknüpfung der Palliativmedizin mit der Linderung des Leidens von Krebskranken in der terminalen Krankheitsphase. (Schmacke 2007: 582)

Die WHO bietet folgende Definition:

> *„Palliative care is an approach that improves the quality of life of patients and their families facing the problem associated with life-threatening illness, through the prevention and relief of suffering by means of early identification and impeccable assessment and treatment of pain and other problems, physical, psychosocial and spiritual." (WHO 2012)*

Diese Definition bringt besonders zum Ausdruck, dass Palliativmedizin auf die Verbesserung der Lebensqualität von schwerstkranken Patienten und ihren Anverwandten ausgerichtet ist. Dies soll durch „Vorbeugung und Linderung von Leiden mittels frühzeitiger Erkennung, hochqualifizierter Beurteilung und Behandlung von Schmerzen und anderen Problemen physischer, psychosozialer und spiritueller Natur" erreicht werden. (Borasio et al. 2006: 37)

Von Bedeutung ist bei dieser Definition vor allem, dass hierbei erstmals in der Medizingeschichte nicht nur die physischen Bedürfnisse, sondern auch die psychosozialen und spirituellen Probleme der Patienten erwähnt werden und auf einer gleichwertigen Ebene angesiedelt sind. (Borasio 2011: 55)

In der Wissenschaft wie auch in der Politik versteht man unter Palliative Care im Allgemeinen ein Versorgungskonzept, welches „in der Regel auch flächendeckend in den Alltag der Versorgungseinrichtungen und der Gesundheitsplanung zu integrieren ist". (Heller, Knipping 2007: 39)

Metz bezeichnet die radikale Patientenorientierung als Leitdimension palliativer Versorgung:

„Palliative Care ist von Anfang an eine radikal patientenorientierte Versorgungsform. Sie hat ihren Ursprung in der Hospizbewegung. Wie viele andere Basisbewegungen entstand sie als Initiative der Betroffenen, der Sterbenden und Trauernden, mit Ziel „Lebensqualität bis zuletzt" für die Betroffenen einzufordern." (Metz 2002: 98)

Gemeinsam ist den Hospiz- und Palliativeinrichtungen, dass sie eine neue Form von Organisationen darstellen, welche darauf abzielen, den Beginn des Sterbens zu thematisieren und vor allem auch zu akzeptieren. Hier steht nicht mehr medizinische Maximaltherapie im Vordergrund, sondern vielmehr der Gedanke, die Lebensqualität des Patienten/Gastes weitestgehend zu bewahren. Dies kann gelingen mithilfe einer umfassenden palliativen Versorgung sowie einer symptomlindernden Betreuung, welche an die individuellen Bedürfnisse des Kranken angepasst wird. Umgesetzt wird dieses Konzept von einem interprofessionellen Team, das „unterschiedliche fachliche Zugänge zum Sterben und zu den Sterbenden aufeinander abzustimmen versucht. (Metz 2002: 94)

Sowohl bei der Hospizbewegung als auch bei der Palliativmedizin handelt es sich um „multidisziplinäre Begleitungs-, Behandlungs- und Betreuungsansätze", welche der Würde und Selbstbestimmung des Menschen großen Respekt entgegenbringen. Zentrales Anliegen ist für beide, Leid so gut wie möglich zu lindern und schwerstkranken Menschen dabei zu helfen, ihr Leben weiterhin aktiv zu gestalten und dadurch eine möglichst hohe Lebensqualität bis zuletzt zu erreichen. Palliativmedizin und Hospizarbeit bzw. Palliative and Hospice Care (angloamerikanischer Sprachraum) sind auf ein „menschenwürdiges Leben bis zuletzt" ausgerichtet. (Japers, Schindler 2004: 2f.)

Radbruch und Kollegen benennen eine ganze Reihe an grundlegenden Werten, die charakteristisch für die Palliativversorgung sind. Dazu zählen die Werte der Patientenautonomie und der Würde des Patienten, die Erfordernis einer individuellen Planung und Entscheidungsfindung sowie eine Versorgung, die über das rein Medizinische hinausgeht und einen ganzheitlichen Ansatz verfolgt. Gemäß dem Grundsatz der Autonomie in der Palliativversorgung wird jede Person als individuelles Wesen, das mit Autonomie versehen ist, anerkannt – eine medizinische Betreuung erfolgt nur in dem Fall, wenn der Patient bzw. gegebenenfalls dessen Familie ausdrücklich seine Zustimmung erteilt.

Im idealen Fall kann der Patient weiterhin selbst darüber verfügen, wo er behandelt werden will und welche Behandlungsmöglichkeiten er wahrnehmen möchte bzw. ablehnt. Außerdem sollen Informationen in Bezug auf Diagnose/ Prognose sowie Behandlung und Betreuungsoptionen bedarfsgerecht an den Patienten weitergegeben werden, um seine persönliche Entscheidungsfähigkeit nicht zu beeinträchtigen (sofern sie dies krankheitsbedingt nicht schon ist). (Radbruch et al. 2011: 220ff)

Die Bedeutung der Palliativ- und Hospizarbeit für den gesellschaftlichen Umgang mit dem Tod

Mielke konstatiert, dass selbst in Alters- und Pflegeheimen, die bekanntermaßen in den allermeisten Fällen ein Klientel versorgen, welches sich in der letzten Lebensphase befindet, die Begleitung Sterbender nur sehr selten ein festes Element des Pflege- und Beratungskonzeptes darstellt – geschuldet dem Umstand, dass es bisweilen kein rechtliches Fundament gibt, welches der Sterbebegleitung den Status eines Leistungsbestandteils in Alten- und Pflegeheimen zuerkennt. Da erstaunt es nicht, dass „heikle" Themen wie Sterben und Tod selbst von geschultem Pflegepersonal oftmals gemieden werden, um so der Konfrontation mit dem Tod aus dem Weg zu gehen. Vollständigkeitshalber soll an dieser Stelle jedoch nicht unerwähnt bleiben, dass es selbstverständlich auch sehr positive Ausnahmen gibt, bei denen sich Pflege- und Betreuungseinrichtungen aktiv mit dem Thema Tod und Sterben auseinandersetzen. Solche Pflegeeinrichtungen, die sich den Auftrag zur Sterbebegleitung quasi selbst erteilt haben und zum Teil auch selbst hospizliche Begleitung anbieten, bilden bisher aber in der Institutionen-Übersicht eher die Ausnahme. Dies kann größtenteils auf die schon erwähnte Tatsache zurückgeführt werden, dass das Erbringen von hospizlichen Angeboten und Betreuungsleistungen für Alten- und Pflegeheime bisher nicht gesetzlich bindend geregelt ist. Jedoch ist die dürftige Akzeptanz der Sterbebegleitung als „Auftrag" für Krankenhäuser und Heime trotzdem verwunderlich, wenn man bedenkt, dass ca. 90% der Bevölkerung in außerhäuslichen Institutionen (sprich: Krankenhäuser und Pflegeeinrichtungen) versterben. (Mielke 2006: 221)

Roß spricht davon, dass durch die neuere Hospizbewegung ein regelrechter „Paradigmenwechsel im Netzwerk Gesundheit" zu beobachten sei hinsichtlich der zentralen Frage, „was eigentlich in der Phase des Sterbens für den konkreten Menschen gut und notwendig sei".

Im Gegensatz zu der früher von Ärzten und teilweise auch Patienten und Angehörigen vertretenen Ansicht, dass der Arzt als medizinischer Experte am besten über das Patientenwohl Bescheid weiß, geht die Hospizbewegung vielmehr davon aus, dass der Patient selbst seine Bedürfnisse am besten kennt und, sollte er diese zu äußern nicht mehr in der Lage sein, es Aufgabe der Hospizmitarbeiter sei, diese sorgsam zu eruieren. (Roß 2002: 154)

Aufgrund ihres äußerst lebensbejahenden Credos besitzt Palliative Care eine extrem hohe Bedeutung für die gerontopsychiatrische Pflege, denn gerade die Patienten dort sowie ihr betreuendes und pflegerisches Umfeld können von einem derart lebensbejahenden Modell nur profitieren, sehen sie sich doch ständig mit der Frage konfrontiert, ob ein Leben, das derart von unheilbaren psychischen Veränderungen geprägt ist, überhaupt als lebenswert betrachtet werden kann. Eine fundamentale Gemeinsamkeit von Palliative Care und geriatrischer Pflege ist zudem die zentrale Stellung eines „menschenwürdigen Weiterlebens an sich" sowie einer zunehmenden Normalisierung des Alltaglebens. (Baer 2007: 626.)

Palliative Care in der Geriatrie ist keineswegs ein autonomes Feld, sondern kann nur in Verbindung mit der übrigen Geriatrie verstanden werden. Die Multimorbidität des alten Menschen macht ein Nebeneinander von rehabilitativen, kurativen Bemühungen auf der einen Seite und rein palliativen Maßnahmen auf der anderen Seite erforderlich. Im Verlauf der Erkrankung bzw. des Krankheitsprozesses lassen die kurativen Möglichkeiten und Anstrengungen meist nach und die palliativen Maßnahmen treten mehr und mehr in den Vordergrund. Charakteristisch für eine palliative Versorgung ist der Grundsatz, dass die Lebensqualität des Patienten an erster Stelle steht; daher wird versucht, primär die Symptome zu behandeln, welche den Patienten subjektiv am meisten beeinträchtigen und nicht diejenigen, welche aus medizinischer Perspektive im Vordergrund stehen.

Geriatrische Patienten sind praktisch immer multimorbid, d.h. sie leiden nicht nur unter einer schweren Krankheit (z.B. Krebs), sondern an verschiedenen Erkrankungen gleichzeitig. Durch dieses Nebeneinander unterschiedlicher Gesundheitsstörungen gerät der ältere Mensch in ein anfälliges Gleichgewicht, welches bereits durch kleine Veränderungen beeinträchtigt werden kann. Bei einem alten Menschen kann jede Verschlechterung einer bestehenden Gesundheitsstörung dazu führen, dass kurzfristige Entscheidung hinsichtlich der weiteren medizinischen Betreuung getroffen werden müssen.

Oft wird beispielsweise eine Hospitalisation mit kurativer Ausrichtung notwendig oder aber eine fortlaufende Betreuung in der eigenen Umgebung unter Hinzuziehen sämtlicher palliativer Behandlungsmöglichkeiten, welche u.U. die restliche Lebensdauer verkürzen können. Aufgrund der Komplexität der Situation des geriatrischen Patienten ist eine rechtzeitige umfassende Einschätzung und Beurteilung „seiner Funktionen und Symptome, seiner physischen, psychischen, sozialen und spirituellen Bedürfnisse, seiner Fähigkeiten, Ziele und Werte sowie seines Willens" erforderlich. Besonders in der Beurteilung dementiell erkrankter Personen ergeben sich hierbei jedoch große Schwierigkeiten, da die Kommunikation mit ihnen erschwert bzw. in manchen Fällen auch gar nicht möglich ist – das Erfassen der Symptome und Einstellungen sowie die Beurteilung der Lebensqualität und des eigenen Willens gestalten sich hier als sehr aufwendig und nicht eindeutig zu lösen. Dabei gilt es zu beachten, dass in jedem Fall nicht nur der körperliche Pflegebedarf des Patienten erfasst wird, sondern auch die Auswirkungen von Verhaltensstörungen genügend Berücksichtigung finden. Meist wird der Begriff Demenz in erster Linie mit Gedächtnisschwäche in Zusammenhang gebracht und die weiteren neuro-psychologischen Störungen vernachlässigt bzw. gar nicht diagnostiziert, wodurch eine adäquate Betreuung einer dementiell erkrankten Person massiv erschwert wird. (Kunz 2007: 124ff.)

Die Deutsche Gesellschaft für Gerontopsychiatrie und –psychotherapie (DGGPP) besteht seit 1992 und setzt sich seitdem mit psychischen Erkrankungen wie etwa Depression und Alzheimer-Krankheit auseinander, Erkrankungen, welche vermehrt im Alter auftreten und daher einen besonderen Stellenwert in der Gerontopsychiatrie haben. Zentrales Anliegen der DGGPP ist es, ethischen Gesichtspunkten in der Diskussion um psychisch kranke alte Menschen wieder mehr Gewicht zu verleihen und nicht nur nach reinen Kosten-Gesichtspunkten in der Gesundheitsfürsorge zu denken. (DGGPP 2004)

Palliative Care von sterbenden Personen mit Demenz in stationären Einrichtungen/ Pflegeheimen

Im Hinblick auf die anspruchsvolle Behandlung von Patienten mit fortgeschrittener Demenz verweist Kunz darauf, dass in der Medizin sogenannte „Guidelines" für eine *Evidence Based Practice* bislang fehlen.

Er erläutert, dass *Evidence Based Medicine* (EBM) jedoch stets der zentrale Maßstab sei, wenn es darum geht, in der Medizin zu einem bestimmten Problem „Guidelines" aufzustellen. Der Begriff EBM umschreibt die „kritische

Auseinandersetzung mit den Resultaten klinischer Forschung". Dabei liegt der Fokus auf der „Zusammenführung der individuellen klinischen Erfahrung mit den bestverfügbaren Daten aus der klinischen Forschung".

Besonders im Bereich der palliativen Versorgung müssen sich Therapieentscheidungen stets an den individuellen Befindlichkeiten bzw. der Lebensqualität des Patienten orientieren. Ein zentraler Wert ist hierbei die Schmerzfreiheit, ein Wert, den Betroffene häufig nicht mehr selbst beurteilen bzw. äußern können, so dass in den meisten Fällen eine Schmerzerfassung mit geeigneten Instrumenten erforderlich wird. Kunz konstatiert, dass vor allem kognitiv kompetente Patienten, welche in der Lage sind, ihre Schmerzen zu äußern, regelmäßig schmerzstillende Medikamente erhalten – bei Dementen ist jedoch anzunehmen, dass diese hinsichtlich Schmerzerkennung und Schmerztherapie deutlich unterversorgt sind; denn je weiter die Krankheit fortgeschritten ist, desto problematischer gestaltet es sich, Schmerzen zu erkennen bzw. zu erfassen.

Was die Versorgung dementer Patienten anbelangt, ist die Erfassung von akuten wie auch chronischen Schmerzen zuweilen defizitär, eine entsprechende Sensibilisierung des medizinischen Fachpersonals ist hier von essentieller Bedeutung. Im Sinne von *EBM* sollten im individuellen Fall nur Behandlungen vorgenommen werden, welche nachweislich einen signifikanten Nutzen für den jeweiligen Patienten mit sich bringen. Was die Behandlung und Betreuung von Demenzpatienten anbelangt, sind gegenwärtig jedoch nur sehr wenige evidenzbasierte Daten verfügbar. So ist mittlerweile bekannt, dass besonders im Frühstadium einer dementiellen Erkrankung die Verabreichung von sogenannten Cholinesterase-Hemmer (siehe u.a. Kapitel „Diagnose und Therapie von Demenzerkrankungen") den Spontanverlauf dieser Erkrankung um ca. ein Jahr nach hinten verschieben kann. Auch die spezifische Schulung von pflegenden Angehörigen kann in vielen Fällen dazu führen, dass sich der Zeitpunkt eines Heimeintritts des Demenzpatienten deutlich verzögert.

Dagegen lassen sich bislang kaum Daten finden, die Auskunft über die Konsequenzen therapeutischer Entscheidungen sowie die Lebensqualität von Menschen mit fortgeschrittener Demenz geben können. Daher erscheint es nicht verwunderlich, dass sich besonders in der Pflege von dementen Patienten viele Entscheidungen im Hinblick auf das weitere therapeutische Vorgehen stärker an den persönlichen, individuell verschiedenen Einstellungen und Haltungen aller Beteiligten orientieren als an wissenschaftlich fundierten Grundlagen.

Kunz erklärt diese Auffälligkeit mit den fehlenden evidenzbasierten Daten, auf die sich Ärzte und Pflegende Demenzkranker stützen könnten. Jedoch sind die Professionellen sehr stark den Erwartungen und Emotionen der Angehörigen ausgesetzt, zudem befinden sie sich in einem regelrechten Spannungsfeld zwischen dem, was die moderne Medizin heute alles möglich macht und dem, was den individuellen Vorstellungen des Patienten hinsichtlich der Lebensqualität am nächsten kommt. (Kunz 2003: 355ff)

Wie bereits erwähnt gelten bei Personen mit einer Demenzerkrankung Lungenentzündung (Pneumonie), Austrocknung, Harnwegsinfekt sowie infizierter Dekubitus als häufigste Todesursachen. Häufig zeigt sich der beginnende Sterbeprozess durch allgemeine Schwäche des Betroffenen sowie Apathie (Sprechen wird komplett eingestellt) und/oder Nahrungsverweigerung. Personen mit einer dementiellen Erkrankung erleben das Sterben oftmals anders, da sich der Prozess des Ablebens meist länger hinzieht als bei anderen Kranken. Demenz ist eine Krankheit, welche letztlich zum Tod führt (außer die heilbaren, sekundären Demenzen). Zu dem „Absterben" von Gedächtnis sowie anderen kognitiven Fähigkeiten kommen sukzessive andere Symptome wie Schluckstörung, Apathie, Inkontinenz sowie Dekubitus hinzu, welche auch Angehörige und Pflegende der Erkrankten physisch sowie psychisch oft an die eigenen Grenzen führen. (Grond 2005: 203f.)

Im Endstadium einer Demenzerkrankung sind die Betroffenen nicht mehr in der Lage, wahrzunehmen, zu denken, sich zu äußern oder sich zu bewegen – dadurch geraten sie in vollkommene Abhängigkeit von der sie versorgenden Person/ einer pflegerischen Versorgung, welche nun rund um die Uhr zur Verfügung stehen muss. (Catulli 2007: 19)

Die dementiell erkrankte Person ist in der Sterbephase intensiveren Belastungen ausgesetzt; sie erlebt Atemnot, Übelkeit und Schmerzen noch dramatischer als andere Kranke, da sie ihren eigenen Sterbeprozess nicht mehr reflektieren kann, wodurch Gefühle wie Angst und Einsamkeit zunehmen, was wiederum zu einem höheren Schmerzempfinden führen kann. Dies lässt sich daraus erklären, dass sterbende Personen mit Demenz das Sterben nicht rational verarbeiten können; sie „erleben Verluste und Chaos, ohne zu begreifen, reden verschlüsselt; sind bedürftiger nach Liebe als andere, was Begleiter überfordert" und werden meisten von Emotionen und Empfindungen wie Angst, Trauer, Verzweiflung, Scham und Wut geradezu „überflutet". (Grond 2005: 203f.)

Grond konstatiert, dass nur ca. 10% aller Schwerstkranken palliativmedizinisch betreut werden, 25% sterben „unwürdig", jeder siebte sogar „unter starken Schmerzen". Für viele Heimbewohner treffen jedoch die von der WHO proklamierten Voraussetzungen für die Palliative Care zu: Sie leiden unter vielen, unheilbaren, progredienten Erkrankungen, verfügen über eine begrenzte Lebenserwartung (0,5-2 Jahre) und sterben langsam. (Grond 2005: 206f.)

Wie bereits dargelegt, kann Palliative Care als „aktive Lebenshilfe für Sterbende, Angehörige und Begleiter" verstanden werden. Ihr zentrales Ziel besteht darin, „Leiden mit einem ganzheitlichen Konzept zu lindern, Bedürfnisse zu befriedigen, ein selbstbestimmtes Leben bis zuletzt und würdiges Sterben zu ermöglichen". Grond verweist darauf, dass Palliative Care bei Demenzpatienten nicht nur körperliche Pflege, sondern auch psychosoziale Begleitung beinhaltet. Bei der Körperpflege ist es äußerst wichtig, einfühlsam und behutsam vorzugehen und die Pflege dabei an die Restfähigkeiten des Patienten anzupassen, nach dem Grundsatz: „Das Wie der Pflege ist wichtiger als das Was". (ebenda)

Weissenberger-Leduc hat sich ebenfalls ausführlich mit der Frage auseinandergesetzt, ob Personen mit Demenz als palliativbedürftig gelten. Die Autorin bejaht diese Frage ausdrücklich und beruft sich bei ihrer Argumentation auf die von der WHO vorgegebenen Kriterien für Palliative Care:

Diese sind zum einen die Diagnose einer progredienten nicht heilbaren chronischen Erkrankung – nur äußerst selten kommt es vor, dass eine Person ausschließlich an Demenz erkrankt ist; Demenzkranke leiden in den meisten Fällen unter mehreren, nicht heilbaren, chronischen Erkrankungen und gelten daher als multimorbid. Zudem verfügen Personen mit Demenz über eine begrenzte Lebenserwartung; die meisten Betroffenen sind hochbetagt bzw. haben die letzte Lebensphase bereits angetreten. Diese „Nähe zum Tod" ist ein wesentliches Faktum in der Geriatrie, das „Sterben ist ein natürlicher Teil des Lebens – und so soll es auch als Bestandteil eines normalen Angebots für hochbetagte multimorbide Personen mit Demenz einen Platz ohne Tabus im Gesundheitssystem haben". Sterbende werden zudem als „Lebende" betrachtet, denen in jedem Fall „ein Recht auf Würde, Respekt, Empathie, Autonomie, Selbstbestimmung und Lebensqualität" zuzukommen hat.

Ein weiteres zentrales Kriterium für Palliative Care ist die nicht mehr sinnvolle bzw. mögliche Anwendung kurativer Maßnahmen; dies trifft nicht nur auf

Demenz, sondern auch auf Herz-Kreislauf-Erkrankungen, Diabetesfolgen, Erkrankungen des Nervensystems etc. zu.

Angesichts der Tatsache, dass jede therapeutische Maßnahme bei einer Einzelerkrankung stets Folgen für die anderen Erkrankungen mit sich bringt, hat zuvor eine fundierte Aufstellung der Prioritäten zu erfolgen. (Weissenberger-Leduc 2009: 7)

Die besondere Bedeutung von Palliative Care innerhalb der Geriatrie fasst die Autorin wie folgt zusammen:

„Palliative Care ist ein fester Bestandteil der Geriatrie, so wie die Rehabilitation und die kurative Therapie. Palliative Care setzt man oft auch in Ergänzung zu kurativen Maßnahmen ein. In der Geriatrie kann es nur „cure [Behandlungsmethoden] and care [Versorgungsaspekte]" heißen und nicht „cure or care" und Palliative Care ist mehr als nur „End-of-Life-Care". [...] Palliative Care bei hochbetagten multimorbiden Patienten mit oder ohne Demenz ist nicht allein eine Sterbebegleitungshilfe sondern eigentlich vielmehr eine Lebenshilfe in solch schwierigen Situationen." (Weissenberger-Leduc 2009: 8)

Ganz ähnlich äußert sich Stephan Kostrzewa, Altenpfleger und Sozialwissenschaftler, zur Implementierung von Palliative Care in der Begleitung von Demenzkranken im fortgeschrittenen Stadium; der Bedarf an palliativen Konzepten für Menschen mit Demenz sei mittlerweile sehr groß, da die Anzahl der Menschen mit Demenz immer größer wird und Demenzkranke bereits die Mehrzahl der Bewohner in Pflegeheimen stellen. Gegenwärtig versterben in Ballungsgebieten ca. 20 bis 30 Prozent der Menschen im Heim. Deutsche Pflegeheime werden dadurch immer mehr zu Sterbeeinrichtungen, weshalb es eines Entwurfs bzw. der Implementierung entsprechender Konzepte zur Sterbebegleitung von Menschen mit Demenz bedarf. (Kostrzewa 2008: 5)

Praxisbeispiel: Sonnweid Wetzikon (Schweiz)

Bredow et al. berichten in einem 2012 erschienenen SPIEGEL-Artikel über die private Einrichtung „Sonnweid" in der schweizerischen Kleinstadt Wetzikon und äußern sich sehr positiv über die dort gelebte Art der Betreuung von Demenzkranken. Neben dem für den in der Schweiz üblichen vergleichsweise großzügigen Pflegeschlüssel von eins zu drei ist auch die Art der Betreuung nach Angaben der Autoren „außergewöhnlich". (Bredow et al. 2012: 112f.)

Die Sonnweid AG ist ein privates Unternehmen; die Stiftung Sonnweid steht bei diversen Veranstaltungen in der Sonnweid unterstützend zur Seite, sorgt für eine kulturelle Auseinandersetzung mit dem Thema Demenz und ist darum bemüht, die Lebensqualität der Menschen in der Sonnweid zu fördern. Auch bei finanziellen Engpässen von Angehörigen kann sie für Entlastung sorgen, wenn die eigenen finanziellen Ressourcen aufgezehrt sind bzw. nicht ausreichen. (Sonnweid 2013)

Als primäres „Behandlungsziel" gilt in der Sonnweid das Erreichen einer maximalen Lebensqualität der demenzkranken Bewohner, jeder Einzelne soll das bekommen bzw. so behandelt werden, was bzw. wie er es im Augenblick gerne möchte. Dies zeigt sich beispielsweise bei der Nahrungsaufnahme, die Oasenbewohner (siehe weiter unten im Text) erhalten fünfmal am Tag Essen, oft nimmt dies mehrere Stunden in Anspruch. Jeder Bewohner kann frei entscheiden, ob er Nahrung zu sich nehmen möchte oder nicht, niemand wird künstlich bzw. per Magensonde ernährt. (Bredow et al. 2012: 114ff.)

Die Institution Sonnweid widmet sich seit 1986 der Betreuung und Pflege von Menschen mit Demenz, durch fortwährende Entwicklungsarbeit wurden und werden verschiedene Wohnformen entwickelt und realisiert.

Die erste Wohngruppe wurde 1987 eröffnet, elf Jahre später entstand die erste Pflegeoase, welche sich an Menschen im fortgeschrittenen Stadium einer dementiellen Erkrankung richtet. Die Sonnweid AG ist ein gerontopsychiatrisches Krankenheim, welches gegenwärtig Wohn- und Lebensraum für 155 Menschen mit einer dementiellen Erkrankung bietet. 280 Mitarbeitende (inklusive Teilzeit) kümmern sich rund um die Uhr um die Bedürfnisse der einzelnen Bewohner. Es existieren 14 verschiedene Wohnformen und -gruppen: neben den internen und externen Wohngruppen gibt es betreute Kleingruppen, mehrere Pflege-Oasen, eine Tag/ Nacht-Station sowie die Möglichkeit zu Kurz- und Entlastungsaufenthalten (auch über Nacht). Durch die beiden letztgenannten Angebote können pflegende Angehörige eine regelmäßige Entlastung erfahren und längere Erholungsphasen für sich selbst gewinnen, um dauernder Erschöpfung und Überlastung vorzubeugen.

Angeboten werden drei verschiedene Entlastungsaufenthalte: Tagesaufenthalt (morgens bis abends), Tag/Nacht-Aufenthalt (max. 4 Tage/ 3 Nächte pro Woche) sowie Ferienaufenthalte (Aufenthalte ab 5 Tage/4 Nächte bis maximal 4 Wochen).

Die Sonnweid versteht sich in ihrer Konzeption keineswegs als „normales" Altersheim, sondern vielmehr als „ein einzigartiges, kleines Universum [...], das geprägt ist von den Bedürfnissen der Menschen mit Demenz". Erwähnenswert scheint hier, dass es keinen allgemein gültigen Tagesablauf gibt, sondern auf die innere Uhr jedes einzelnen Bewohners Rücksicht genommen wird, Wach- und Schlafphasen sind flexibel, feste Essenszeiten gibt es nicht, zu Essen gibt es jederzeit. (Sonnweid 2013)

Heimleiter Schmieder beschreibt das grundlegende Verständnis hinsichtlich der Pflege und Betreuung der Bewohner wie folgt: „Es steht das Machen lassen im Vordergrund, keine Ansprüche an die BewohnerInnen haben. Die Menschen sind bei uns, und wir haben für sie da zu sein. Sie haben nicht die Bedürfnisse übereifriger AktivierungstherapeutInnen zu erfüllen". (Schmieder 2001: 190)

Im Gegensatz zu vielen anderen Einrichtungen dieser Art verzichtet die Sonnweid auf traditionelles, altmodisches Mobiliar; die Einrichtung erinnert vielmehr an ein modernes Hotel, funktional, hell und freundlich. Auch das Areal und die Architektur der Sonnweid sind durchgängig auf die Bedürfnisse demenzkranker Menschen ausgerichtet; die Türen sind stets offen, Grenzen sollen weitgehend vermieden bzw. nicht wahrgenommen werden. So wurden breite Durchgänge sowie sichere Rampen und Treppen gebaut, damit auch zwischen den einzelnen Abteilungen Möglichkeiten zum gegenseitigen Austausch gegeben sind; auch die Gemeinschaftsräume der verschiedenen Wohn- und Kleingruppen stehen allen Bewohnern gleichermaßen offen. Das Areal der Sonnweid gehört zum Zürcher Oberland und beinhaltet einen großen Garten, zu dem die Bewohner stets Zutritt haben und spazieren gehen können. Auch Haustiere werden dort gehalten.

Besonderen Stellenwert hat nach Angaben der Klinik die Einzigartigkeit jedes menschlichen Lebens, daher werden in Abstimmung mit den Angehörigen für jeden dementiell erkrankten Bewohner individuelle Betreuungs-Modelle konzipiert bzw. gegebenenfalls modifiziert und weiterentwickelt. Um eine dem Krankheitsstadium angemessene Betreuung und Pflege zu gewährleisten, bietet die Sonnweid verschiedene Wohnformen an.

Menschen mit leichter bis mittlerer Demenz leben in den Wohngruppen; in den meisten Fällen haben sie davor zu Hause alleine gelebt und können nun die Anforderungen des alltäglichen Lebens alleine nicht mehr bewältigten. Das Konzept der Wohngruppen sieht vor, dass alltägliche Aktivitäten wie Einkaufen, haushälterische Tätigkeiten oder andere kleinere Handgriffe weiterhin geübt und ausgeführt werden, unter Aufsicht bzw. Führung einer Betreuungskraft.

In den Betreuungs- und Pflegegruppen leben hingegen Menschen, bei denen die dementielle Erkrankung schon weit vorangeschritten ist. Die Sonnweid verfügt über neun dieser Abteilungen; insgesamt stehen mehr als 100 Plätze zur Verfügung.

Die speziellen Bedürfnisse dieser Menschen stehen dabei stets im Vordergrund bzw. machen eine dauernde Anpassung der Gegebenheiten und eine hohe Flexibilität erforderlich. Zugleich sollen krankheitsspezifische Verhaltensstörungen reduziert werden.

Der medizinische Schwerpunkt liegt auf den Bereichen Somatik und Psychiatrie; neben der Grundversorgung bei somatischen und psychischen Krankheiten soll zudem das „innere Gleichgewicht" des einzelnen Bewohners wieder hergestellt werden.

Die Pflegeoasen richten sich speziell an Menschen mit schwerer Demenz und dauernder schwerer Pflegebedürftigkeit. Dieses besondere Wohnkonzept sieht vor, dass die betreuungsbedürftigen Menschen als Gemeinschaft leben, wodurch eine große emotionale Sicherheit geschaffen werden soll. Beobachtungen konnten zeigen, „dass viele Menschen im sehr fortgeschrittenen Krankheitsstadium sich ausschließlich in öffentlichen Räumen bewegen und Gemeinschaft suchen". (Sonnweid 2013)

Die Oase entstand aus den von Pflegekräften gesammelten Erfahrungen, dass sich die demenzkranken pflegebedürftigen Menschen in Einer- oder Zweierzimmern häufig sehr einsam fühlten und wenig soziale Kontakte hatten. Daher setzte sich das Personal der Sonnweid dafür ein, dass keine kleinen Zimmer entstanden. Ein Architekt wurde dazu aufgefordert, einen Raum für acht Bewohner zu entwerfen, in welchem das Konzept der basalen Stimulation[55]

---

[55] „Als basale Stimulation werden alle pflegerischen und therapeutischen Maßnahmen bezeichnet, die zur Förderung von körperlich und geistig beeinträchtigten Menschen verwendet werden. Die Sinneswahrnehmung, Körperorientierung und Kommunikationsfähigkeit der Patienten soll durch die basale Stimulation gefördert und verbessert werden. Ziel ist der Aufbau einer Beziehung zum Patienten sowie der Aufbau einer Beziehung zwischen dem Patienten und seiner Umwelt."
(http://flexikon.doccheck.com/de/Basale_Stimulation , 14.04.2013)

architektonisch ausgedrückt bzw. umgesetzt wird. Die Menschen sollten sich darin geborgen fühlen, Einsamkeit auch nachts verhindert werden. Durch halboffene Nischen, Einblicke sowie indirektes farbiges Licht wird eine erlebnisorientierte Gestaltung geschaffen, an der Decke befindet sich ein Sternenhimmel, der nachts leuchtet; die Vorhänge sind farbig und reichen bis zum Boden, welcher eine dunkelblaue Farbgebung besitzt. Nach Angaben des Klinikleiters hat sich dieser neu geschaffene Raum sehr bewährt, das Pflegepersonal berichtete von einer Abnahme der störenden Verhaltensweisen, die Bewohner waren auch nachts insgesamt ruhiger und weniger ängstlich, sie schienen sich wohler zu fühlen. (Schmieder 2001: 194)

Auch in dieser Betreuungseinheit wird auf ein „Klima des Angenommen seins, des als Mensch wahrgenommen Werdens" geachtet, der Schutz der Würde des Menschen steht im Vordergrund. (Sonnweid 2013)

Heimleiter Michael Schmieder (Pflegeausbildung, Masterstudium in Ethik) konstatiert, dass sich die Arbeit mit Demenzpatienten in den letzten Jahren sehr verändert hat; die Pflegekräfte müssen sich aufgrund der verkürzten Aufenthaltszeit der Bewohner (durchschnittlich etwas mehr als zwei Jahre) häufiger mit Sterben und Tod auseinandersetzen. (Schmieder 2001: 184)

Darüber hinaus spielt das Konzept der Palliative Care eine große Rolle bei der Begleitung schwerstkranker bzw. sterbender Bewohner in der Sonnweid. Auf Wunsch des Kranken wird auf lebensverlängernde Maßnahmen verzichtet, die Menschen in der Sonnweid dürfen sterben, wenn sie nicht mehr weiterleben wollen. Eingesetzt wird in solchen Fällen lediglich die lindernde (palliative) Medizin, welche eine bestmögliche Lebensqualität bis zum Schluss gewährleisten soll. Dabei werden medizinische, pflegerische sowie seelsorgerische Maßnahmen stets in Absprache mit den Angehörigen durchgeführt. (Sonnweid 2013)

Das Pflege-Neuausrichtungs-Gesetz – Höhere Leistungen für Demenzkranke?

Die dargestellten Herausforderungen und weitreichenden Konsequenzen einer dementiellen Erkrankung sollten verdeutlicht haben, dass die betroffenen Menschen Leistungen aus der Pflegeversicherung benötigen, welche auf ihre speziellen Bedürfnisse zugeschnitten sind. Jedoch bot die Pflegeversicherung bis zum Inkrafttreten des *Pflege-Neuausrichtungs-Gesetzes* (PNG) am 01. Januar 2013 vor allem Hilfe bei körperlichen Einschränkungen – dementiell

Erkrankte sind allerdings körperlich meist noch agil und brauchen viel dringender Betreuung und Anleitung, um sich im Alltag zurechtzufinden. Bei der bisherigen Verteilung von Leistungen wurden sie demgemäß nicht entsprechend berücksichtigt. Daher ist in Wissenschaft und Politik die Einsicht gereift, den bisherigen Pflegebedürftigkeitsbegriff neu zu formulieren, damit Demenzkranke in der ambulanten Pflege bereits ab dem Jahr 2013 bessere und umfassendere Leistungen erhalten. So soll sowohl die Situation von Pflegebedürftigen als auch deren Angehörigen deutlich verbessert werden. (BMG 2012: 6f.)

Das *Pflege-Neuausrichtungs-Gesetz*, im Folgenden durch *PNG* abgekürzt, reagiert auf die anwachsende Zahl demenzkranker Menschen in der Bundesrepublik, deren Versorgung im Hinblick auf den demographischen Wandel eine „immer größere Herausforderung für das Gesundheits- und Sozialwesen" darstellt bzw. darstellen wird. Gemäß dem in der pflegerischen Versorgung herrschenden Grundsatz „ambulant vor stationär" wird gegenwärtig eine signifikante Verbesserung der ambulanten Versorgung angestrebt. Mittlerweile hat sich die Einsicht durchgesetzt, dass an Demenz erkrankte Menschen eine Betreuung bzw. pflegerische Versorgung benötigen, welche speziell auf ihre Bedürfnisse ausgerichtet ist – durch das *PNG* soll die ambulante Versorgung Demenzkranker nun deutlich verbessert werden. (BMG 2013)

Um besser auf die Bedürfnisse von Personen mit eingeschränkter Alltagskompetenz eingehen zu können, wird mit der Betreuung eine weitere Leistung zusätzlich zur Grundpflege und der hauswirtschaftlichen Versorgung eingeführt, welche Demenzkranken und ihrem nahen Umfeld besonders zugutekommen soll.

Ambulante Pflegedienste können seit 01. Januar 2013 neben der Grundpflege und der hauswirtschaftlichen Versorgung auch gezielt Betreuungsleistungen anbieten, welche bisher Demenzkranken verwehrt blieben bzw. nicht finanziell bezuschusst wurden.

Während sich die Pflegesachleistungen bisher auf die sogenannte Grundpflege (Waschen, Anziehen etc.) und hauswirtschaftliche Tätigkeiten (Aufräumen, Putzen, Kochen etc.) beschränkte, sind seit Beginn 2013 zusätzliche Leistungen hinzugekommen, welche als „häusliche Betreuung" zusammengefasst werden: Hilfen bei der Alltagsgestaltung, gemeinsame Spaziergänge oder auch Vorlesen. (BMG 2012: 6f.)

Von der gesetzlich geregelten Ausdehnung der Betreuung von Patienten bzw. Versicherten mit erheblichem allgemeinen Betreuungs- bzw. bei Demenzkranken auch Beaufsichtigungsbedarf, verspricht man sich eine signifikante Verbesserung des Zustandes sowie der Lebensqualität von Menschen mit demenzbedingten Fähigkeitsstörungen. Des Weiteren erfährt das Zeitvolumen von Pflegeleistungen eine deutliche Flexibilisierung; neben Leistungskomplexen können Pflegebedürftige bzw. deren Angehörige von nun an auch Zeitvolumen für Pflege aushandeln und sich so in Absprache mit den Pflegediensten flexibel auf Leistungen einigen, die speziell auf die Bedürfnisse von dementiell erkrankten Personen ausgerichtet sind. (BMG 2013)

Der deutsche Ethikrat bewertet die im *PNG* festgeschriebenen Wahlmöglichkeiten zwischen Zeiteinheiten und Leistungspaketen als einen „wichtigen ersten Schritt, der die Selbstbestimmungsmöglichkeiten von Demenzbetroffenen stärkt". (Deutscher Ethikrat 2012: 81)

Darüber hinaus haben auch die finanziellen Konditionen eine Änderung erfahren: Vor der Verabschiedung des *PNG* erhielt ein Betroffener 100 oder 200 Euro im Monat für die Inanspruchnahme von niedrigschwelligen Angeboten wie beispielsweise der regelmäßige Besuch einer „Demenzgruppe"; dies wird mit der Bezeichnung „zusätzliche Betreuungsleistungen bei erheblich eingeschränkter Alltagskompetenz" umschrieben.

Am 1. Januar 2013 sind neben dem bisherigen Betreuungsbetrag für Demenzpatienten in häuslicher Umgebung auch das Pflegegeld und Pflegesachleistungen erhöht worden: Während bisher in der Pflegestufe 0 keine Pflegesachleistungen oder Pflegegeld für pflegende Angehörige übernommen wurden, haben Demenzkranke bzw. Menschen mit erheblich eingeschränkter Alltagskompetenz in dieser Pflegestufe nun Anspruch auf 225 Euro für Pflegesachleistungen oder 120 Euro Pflegegeld im Monat. Auch die Beträge in den beiden folgenden Pflegestufen wurden entsprechend erhöht: Pflegestufe I: 665 Euro (statt 450 Euro) für Pflegesachleistungen bzw. 305 Euro Pflegegeld (statt 235 Euro).

Dementiell Erkrankte in Pflegestufe II haben nun Anspruch auf 1.250 Euro für Pflegesachleistungen (statt 1.100 Euro) bzw. 525 Euro Pflegegeld (statt 440 Euro) monatlich. Lediglich Betroffene in Pflegestufe III erhalten auch 2013 die gleichen Leistungen wie bereits zuvor (1.550 Euro für Pflegesachleistungen bzw. 700 Euro Pflegegeld).

Durch diese Neuregelung erhalten ca. 500.000 Pflegebedürftige mit dementiellen Erkrankungen verbesserte Leistungen, allein 40.000 Personen aus dieser Gruppe werden dabei (vom MDK) unterhalb der Pflegestufe I eingeordnet. (BMG 2012: 9f.)

Zudem erhalten auch die pflegenden Angehörigen ab 2013 mehr Unterstützung bei der Versorgung von Demenzkranken: bei Inanspruchnahme von Kurzzeit- oder Verhinderungspflege (siehe Kapitel „Verhinderungspflege und Kurzzeitpflege") soll jeweils bis zu vier Wochen je Kalenderjahr weiterhin die Hälfte des bisher bezogenen Pflegegeldes ausgezahlt werden. Darüber hinaus werden Angehörige stärker unterstützt, wenn sie selbst einen Reha-Aufenthalt benötigen; sie sollen bei einer eigenen Rehabilitationsmaßnahme nun die Möglichkeit haben, den Pflegebedürftigen mitnehmen zu können; eine Regelung, welche für viele Angehörige große Erleichterung mit sich bringen dürfte. (BMG 2012: 13)

Der Barmer GEK Pflegereport 2012 wirft einen kritischen Blick auf das *PNG* bzw. die damit verbundenen Konsequenzen. Zwar wird die dort festgeschriebene Förderung alternativer Wohn- und Pflegeformen begrüßt, jedoch werden auch einige gravierende Defizite identifiziert: Beispielsweise wird eine Gefahr dahingehend gesehen, dass durch die Einführung einer steuerlichen Förderung für freiwillige private Pflegezusatzversicherungen ein „Privatisierungskurs ein[geläutet wird], der die Weiterentwicklung der Sozialen Pflegeversicherung gefährden kann". Diese steuerliche Förderung für eine freiwillige Pflegezusatzversicherung („Pflege-Bahr") wird jedoch nicht dazu in der Lage gesehen, einen nennenswerten Beitrag zur Finanzierungsproblematik zu liefern, da nach Schätzungen nur eine kleine Minderheit der Bundesbürger (weniger als 2 Mio. laut Finanzplanung der Bundesregierung) eine derartige Versicherung abschließen wird – es kann davon ausgegangen werden, dass es sich hierbei primär um einkommensstärkere Haushalte handelt. Die einkommensschwächeren Haushalte hingegen, die keine derartige Versicherung abschließen (können), finanzieren folglich durch steuerliche Abgaben die steuerliche Förderung der einkommensstärkeren Haushalte, welche eine derartige private Versicherung abgeschlossen haben – es kommt zu einer „sozialstaatlichen Umverteilung von unten nach oben". (Barmer GEK 2012: 13)

Ein weiteres zentrales Manko des *PNG* wird darin gesehen, dass die Einführung/ Umsetzung des neuen Pflegebedürftigkeitsbegriffs weiterhin nicht erfolgt ist. Dieser soll nun erst in der nächsten Reform verabschiedet werden, bis dahin gilt eine „Übergangsregelung", welche neue Leistungen für Personen mit erheblich eingeschränkter Alltagskompetenz festschreibt (neu eingeführter § 123 SGB XI). Die Autoren des Pflegeberichts konstatieren, dass dadurch zwar der angesprochene Personenkreis ab 2013 grundsätzlich von begrüßenswerten Leistungsverbesserungen profitieren kann, diese Tatsache alleine aber keineswegs die Einführung eines neuen Pflegebedürftigkeitsbegriffs ersetzen kann. Von essentieller Bedeutung sei vielmehr ein „pflegewissenschaftlich fundierter Rahmen, in dem somatische und psychische Beeinträchtigungen ausgewogen berücksichtigt werden und daher eine größere Verteilungsgerechtigkeit erreicht werden kann". (Barmer GEK 2012: 10)

Michael Isfort, Professor für Pflegewissenschaft und Versorgungsforschung an der Katholischen Hochschule NRW, merkt kritisch an, dass mit den bisherigen Reformen zwar einfache Leistungsausweitungen bzw. neue Leistungen geschaffen wurden, es aber fragwürdig sei, „ob eine einfache finanzielle Förderung auch die Bedarfe der betroffenen Menschen und ihrer Angehörigen trifft". Barrieren bestünden weiterhin bezüglich des bürokratischen Zugangs für Maßnahmen sowie im Hinblick auf eine „fehlende Steuerung durch das komplexe Versorgungssystem". Jede neue Leistung würde letztlich zu einer Steigerung der Komplexität führen und damit den Betroffenen immer größere Schwierigkeit bereiten, „ihren Rechtsanspruch auch ohne umfassende Hilfe von außen geltend machen zu können". Kritisch sei zudem der Aspekt, dass im Zentrum der neu konzipierten Maßnahmen die Verbesserung der Versorgungssituation innerhalb der Familie steht. Da die familiäre Versorgung gegenwärtig vor allem von Frauen geleistet wird, stehen sich hier zwei konkurrierende Ziele gegenüber, „denn mit der Förderung wird gleichzeitig einer Steigerung der Frauenerwerbstätigkeit entgegengewirkt". Darüber hinaus wird das Problem der Versorgung von Hilfe- und Pflegebedarf, das die Gesellschaft als Ganzes zu bewältigen hat, „zurück an die Familien delegiert und somit „privatisiert"". (Isfort 2013: 34)

Schlussfolgerung und Ausblick

Angesichts des stetigen Anstiegs der durchschnittlichen Lebenszeit und damit verbunden auch der wachsenden Zahl an alten und hoch betagten Menschen „gewinnen [...] in unserer „Gesellschaft des langen Lebens" Behandlung und Pflege älterer und alter Patienten, die zumeist chronisch krank und partiell oder komplett pflegebedürftig sind, zunehmend an Bedeutung". Da jedoch parallel zu dieser Entwicklung soziale und familiäre Strukturen zunehmend wegbrechen und immer mehr Menschen auch im hochbetagten Alter alleine wohnen und leben, muss sich letztlich jeder Einzelne, aber auch die Gesellschaft als Ganzes den neuen Herausforderungen und Problemkonstellationen bezüglich der medizinischen und pflegerischen Versorgung der Betroffenen stellen. Zusammengefasst heißt das: „Alt sein ist folglich nicht länger Einzelschicksal, sondern inzwischen ein Massenphänomen". Da es der modernen Medizin gelungen ist, eine Verschiebung des Auftretens von starken gesundheitlichen Belastungen und Einschränkungen in das hohe Alter zu erwirken, lässt sich eine Kumulierung von Pflegebedürftigkeit und Multimorbidität ab dem 8. Lebensjahrzehnt aufwärts verzeichnen. Jedoch ist die „Dimension der Problematik Alter/ Multimorbidität/ Demenz [...] in unserem Land noch nicht erfasst worden und es ist uns bisher nicht gelungen, ein tragfähiges Gesellschaftskonzept für das Miteinander der Generationen zu entwickeln". (Goesmann 2008: 1f.)

Hinsichtlich der gesellschaftlichen Relevanz von dementiellen Erkrankungen lässt sich ergo festhalten, dass es infolge der demographischen Entwicklung (sinkende Geburtenraten, Zunahme der Zahl älterer Menschen sowie deren Anteil an der Gesamtbevölkerung) in den westlichen Industrienationen zu einer „deutlichen Zunahme altersassoziierter schwerer chronischer Erkrankungen" gekommen ist, wohingegen die Menschen in Zeiten geringerer Lebenserwartung nur selten von Alterskrankheiten betroffen waren. Demenzen zählen heute zu den häufigsten psychischen Erkrankungen im Alter und besitzen die schwerwiegendsten Folgen. (Mösch 2003: 1f.)

Förstl beschreibt sehr präzise die wachsende Bedeutung der „Herausforderung Demenz":

„Mit der Alzheimer Demenz (AD) müssen wir heute und – aufgrund der steigenden Lebenserwartung – noch stärker in der Zukunft rechnen, mit den individuellen Schicksalen der Patienten ebenso wie mit der wirtschaftlichen Belastung (Souetre et al. , 1999). Wenn in allen anderen Bereichen der Medizin weiterhin so erfreuliche Fortschritte erzielt werden, so kann gerade dies zu einer Zunahme der Patienten mit „primär degenerativer" AD führen." (Förstl 1999: 3)

Wie im Rahmen dieser Arbeit dargestellt, sind Demenzerkrankungen nach ihrer Manifestation gegenwärtig nur sehr begrenzt therapierbar; im frühen Krankheitsstadium kann das Fortschreiten der Erkrankung jedoch durch psychologische sowie pharmakologische Behandlungen zumindest verlangsamt werden. (Tune und Sunderland 1998; Richards und Hendrie 1999 in Mösch 2003: 2)

Catulli verweist darauf, dass die Behandlung eines demenzkranken Menschen ein „langfristiges Krankheits- und Pflegemanagement" darstellt, aufgrund der Komplexität des dementiellen Syndroms sind kurzfristige und statische Interventionen nicht sinnhaft. Die Autorin spricht vielmehr von einem „therapeutischen Bündnis zwischen dem Patienten, seiner Familie sowie was die Therapierung betrifft – dem professionellen Gesundheitssystem und dem professionellen Hilfesystem, das die therapeutische Allianz durch Unterstützungsangebote ambulanter, teilstationärer und stationärer Art ergänzt". (Catulli 2007: 290)

Aufgrund der eingeschränkten Therapierbarkeit kommt besonders der Früherkennung präklinischer Demenzstadien eine primäre Rolle zu; häufig gehen sogenannte **leichte kognitive Beeinträchtigungen** (**LKB**, Zaudig et al 1991) einer Demenz voraus. Demenzen gelten als der größte Risikofaktor dafür, dass Menschen pflegebedürftig werden und letztlich stationär versorgt und betreut werden müssen; aufgrund der wachsenden Zahl der dementiellen Neuerkrankungen steht das Gesundheits- und Sozialsystem vor bislang unbekannten Herausforderungen bzw. muss sich mit erheblichen finanziellen Belastungen auseinandersetzen. Gelingt es nicht, auf mittel- bis langfristige Sicht, „entscheidende Erfolge in der Früherkennung und Prävention von Demenzen zu entwickeln, wird es in naher Zukunft vermutlich zu Engpässen in der Versorgung kommen". (Mösch 2003: 3)

Auch Prof. Dr. Gerald Schöpfer vom Institut für Wirtschafts- und Sozialgeschichte der Universität Graz stellt in dem Sammelband „Verwirrung als gesellschaftliche Herausforderung" sehr deutlich dar, dass es aufgrund der zu Beginn angesprochenen demografischen und gesellschaftspolitischen Entwicklungen und Prozesse (steigende Lebenserwartung, mehr Hochaltrige, sinkende Geburtenrate, etc.) immer bedeutsamer werden wird, sich mit dem Problem von Verwirrungszuständen bei älteren Menschen aktiv auseinanderzusetzen. Zwar sollte man sich nicht stets auf das sogenannte „Defizitmodell des Alterns" berufen, jedoch kann davon ausgegangen werden, dass ein höheres Alter im Allgemeinen auch mit einem erhöhten Krankheitsrisiko bzw. mit weitgehenden funktionellen Beeinträchtigungen korreliert.

Die Gesellschaft als Ganzes ist letztlich dazu aufgerufen, darüber nachzudenken, wie mit Verwirrung und sonstigen Phänomenen umgegangen werden soll, „die nach utilitaristischen Prinzipien meist als überaus störend empfunden werden".

Neben der Frage nach Solidarität und Toleranz drängt sich jedoch im Rahmen proklamierter Sparziele und dem Streben nach ausgeglichenen Budgets die Frage auf, „wie und für welche Zwecke die öffentlichen Ressourcen im Rahmen der Budgets verteilt werden". (Schöpfer 2001: 19f.)

Hinsichtlich einer allgemeinen Verbesserung der gesundheitlichen Versorgung von Menschen mit Demenz sowie der Gewährleistung von deren Selbstbestimmung fordert der Deutsche Ethikrat einen barrierefreien Zugang zur medizinischen Versorgung, wobei sich „barrierefrei" auf kommunikative, organisatorische sowie fachliche Hindernisse und Problemstellungen bezieht.

Da die medizinische Diagnostik und Therapie Demenzbetroffener einer besonderen Sorgfalt sowie „Expertise, Zeit und Einfühlung der Behandler, nicht über den Betroffenen hinweg nur mit der Begleitperson zu sprechen", bedarf, sollte eine Förderung von spezifischen beruflichen Fortbildungen von Allgemein- wie von Fachärzten angestrebt werden. Darüber hinaus erscheint auch eine „regionale Listung und Weiterempfehlung von bestimmten Behandlern, wie sie schon jetzt von einigen Selbsthilfeorganisationen für den ambulanten Bereich vorgenommen wird", als sinnvoll und hilfreich. (Deutscher Ethikrat 2012: 84f.)

Dementielle Erkrankungen sollten im Hinblick auf Aus-, Weiter- und Fortbildung aller Gesundheitsberufe höhere Berücksichtigung finden. Dies könnte beispielsweise auch durch Hospitationen von Ärzten und anderen Berufsgruppen in der Geriatrie oder Gerontopsychiatrie geschehen. (Goesmann 2008: 4)

Hedtke-Becker spricht sich ebenfalls dafür aus, differenzierte Fort- und Weiterbildungen für die unterschiedlichen Zielgruppen anzubieten, welche in die Betreuung und Pflege verwirrter bzw. dementer alter Menschen involviert sind. Hierzu zählen pflegende Angehörige ebenso wie haupt- und ehrenamtliche Mitarbeiter (Pflegekräfte, Sozialarbeiter, Logopäden, Ergotherapeuten), Betreuer nach dem Betreuungsgesetz, hauswirtschaftliche Kräfte etc. Hierbei sollte das Angebot je nach Aufgabenbereich, Verantwortlichkeit und Zuständigkeit eine Differenzierung erfahren. (Hedtke-Becker 2001: 70)

Sehr ähnlich äußert sich hierzu der deutsche Ethikrat, nach dessen Ansinnen in sämtlichen Ausbildungen im Bereich Gesundheits-, Kranken- und Altenpflege „verstärkt Module zur Demenz, den spezifischen Bedürfnissen Demenzerkrankter und zu den die Selbstständigkeit und Selbstbestimmung der Demenzerkrankten wahrenden Aktivitäten des Alltags berücksichtigt werden" sollten.

Darüber hinaus bedarf es in allen pflegenden Berufen auch der Vermittlung neuer Kompetenzen bezüglich des strategischen Einbezugs von pflegenden Angehörigen sowie der Anerkennung des ergänzenden Engagements von Ehrenamtlichen. Des Weiteren sollte verstärkt darauf hingearbeitet werden, die Attraktivität der Pflegeberufe insgesamt zu stärken, um den bereits jetzt ersichtlichen Fachkräftemangel bzw. „Pflegenotstand" nicht noch weiter zu verschärfen. Hilfreich wäre hierbei eine allgemeine Aufwertung des Berufsbildes in der Gesellschaft, eine Vereinheitlichung der beruflichen Zugangsvoraussetzungen sowie nicht zuletzt eine leistungsgerechte Entlohnung, welche die psychischen und physischen Anstrengungen des Berufszweiges angemessen berücksichtigt. (Deutscher Ethikrat 2012: 89)

Was den stationären Bereich betrifft, sollte der Aufbau von demenzfreundlichen Stationen bzw. Teilstationen weiter vorangetrieben werden, wobei bezüglich der Ausstattung, der Gestaltung des Tagesablaufs, der Personalstruktur sowie eventuellen Zusatzangeboten stets der Personenkreis der Demenzbetroffenen im Zentrum stehen sollte.

Um den Anbietern von demenzadressierten Dienstleistungen mögliche Kooperationen sowie eine bessere Erreichbarkeit zu erleichtern, empfiehlt sich die Bildung von regionalen Netzwerken. Die lokale bzw. regionale Kommunikation könnte dadurch wesentlich verbessert werden. Derartige Netzwerke könnten auf Initiative von lokalen und regionalen Behörden entstehen und durch deren finanzielle Unterstützung ausgebaut werden.

Im Hinblick auf das Ideal eines inklusiven Gesundheitssystems spricht der Deutsche Ethikrat die Empfehlung aus, dass „auf Bundesebene […] die Entwicklungen im Bereich der medizinischen Versorgung von Menschen mit Demenz in die monitorisierende Begleitforschung und Berichterstattung im Rahmen der Umsetzung der UN-Behindertenrechtskonvention einbezogen werden[sollten]". (Deutscher Ethikrat 2012: 85)

Nicht zuletzt gilt es, die Bemühungen um eine angemessene Forschungsförderung und Forschungskoordination zu intensivieren, gerade angesichts der zu erwartenden steigenden Anzahl von Demenzbetroffenen in unserer Gesellschaft. Angesprochen ist hierbei nicht nur der medizinische und pflegerische Bereich, sondern auch der psychosoziale Bereich sowie Verknüpfungspunkte zwischen Medizin, Pflege, Psychologie und bestehender Versorgung. Zwar wird die Forschung bereits durch das Deutsche Zentrum für Neurodegenerative Erkrankungen in Bonn koordiniert, jedoch sollten darüber hinaus auch dezentrale Forschungsaktivitäten gefördert werden.

Neben der Forschungsförderung im Bereich der Zellbiologie, der neurologischen Bildgebung sowie der Molekularmedizin sollte gerade auch die Versorgungs- und Pflegeforschung intensiv vorangetrieben werden, beispielsweise wenn es darum geht, „die Wunsch- oder Bedürfnisäußerungen von Menschen mit Demenz auch in einem fortgeschrittenen Erkrankungsstadium zu erkennen und zu interpretieren". Auch was den Bereich der nicht medikamentösen Therapien, der Rehabilitation und Prävention anbelangt, erscheint es ratsam, die Wirksamkeit von Maßnahmen noch umfassender zu evaluieren. (Deutscher Ethikrat 2012: 85ff)

Angemerkt werden soll an dieser Stelle aber auch, dass es durchaus kritische Stimmen im Hinblick auf die Konzeption ständig neuer Maßnahmen und Richtlinien zum richtigen Umgang mit Demenz („framen", „inkludieren", „validieren", „mappen" etc.) gibt. Gronemeyer spricht sich dafür aus, diese Konzepte auf Alltagstauglichkeit zu überprüfen und Demenz nicht nur aus medizinisch-pflegerischer Sicht, sondern vielmehr „als den Schlüssel zum Verständnis unserer gesellschaftlichen Gesamtlage zu begreifen". Denn nach Ansicht des Soziologen ist die Demenz auf dem besten Weg dahin, „das große soziale, kulturelle, ökonomische Thema unserer Gesellschaft zu werden". Er warnt ausdrücklich davor, die Demenz als Eindringling bzw. Feind des alternden Menschen zu begreifen, den es durch medizinische, pflegerische sowie soziale Maßnahmen möglichst effektiv zu bekämpfen gilt. Auch sollten Betroffene nicht als zu versorgende Objekte zusammengefasst bzw. „zu passiven Adressaten degradiert" werden. Für den Soziologen ist die Demenz „eine der vielen Weisen, in denen das Altwerden seinen Ausdruck finden kann", daher sollte nicht die *Bekämpfung* der Demenz an oberster Stelle der Agenda stehen, „sondern die Bereitschaft, die Demenz als etwas zu begreifen, das zum Älterwerden gehören kann". (Gronemeyer 2013: 36ff.)

Welches Ausmaß ein derartiges Umdenken innerhalb der Gesellschaft zur Folge hätte, bringt Gronemeyer sehr präzise auf den Punkt:

> *„Viel wird von Prävention geredet. Dazu brauchen wir nicht mehr und nicht weniger als einen Umbau der Gesellschaft. Wir brauchen Nachbarschaftlichkeit, Freundlichkeit, Wärme. Das sind die Wegmarken dieser neu zu erfindenden Gesellschaft, die ihre vorrangige Aufgabe nicht in der Diagnose der Demenz, sondern in der Umsorgung der Menschen mit Demenz sehen würde. Da die sozialen Nöte der Menschen mit Demenz niemals allein und ausschließlich mit Geld zu bewältigen sein werden, brauchen wir eine nachbarschaftlich neu belebte Kommune. Ein Ausweg aus dem Demenzdilemma muss künftig mehr in der Konstruktion einer gastfreundlichen Lebenswelt statt in der Perfektionierung spezialisierter Versorgung gesucht werden."* (Gronemeyer 2013: 40)

Ähnliche Worte findet auch Dr. Cornelia Goesmann, Vizepräsidentin der Bundesärztekammer, die „ein Umdenken in unserer Gesellschaft, die Entwicklung eines Gemeinschaftsdenkens und eines neuen Gesellschaftskonzeptes zur Nachbarschaftshilfe im Quartier, das eine selbstverständliche gegenseitige Betreuung von Kindern, Kranken und Alten beinhaltet", fordert. Von essentieller Bedeutung für die bestmögliche Betreuung von Demenzkranken ist nach Meinung der Allgemeinmedizinerin eine optimale Kooperation aller Akteure notwendig, wobei dem in der Regel langjährigen Hausarzt eine zentrale Stellung zukommt, was die „Koordination von Prävention, Diagnostik, Therapie und Rehabilitation" für seine betroffenen Patienten betrifft. Idealerweise besteht eine systematische Kooperation von Hausärzten und Fachärzten mit dem Ziel der Behandlungsoptimierung sowie einem effektiven zielgerichteten Versorgungsmanagement. (Goesmann 2008: 4f.)

Abschließend lässt sich festhalten, dass dementielle Erkrankungen nicht nur enorme Belastungen für Betroffene und Angehörige in sich bergen, sondern auch das solidarische Gesundheitssystem vor immense Herausforderungen stellen. Da die Zahl der Alten und Hochbetagten in unserer Gesellschaft wie erläutert weiter ansteigen wird und dadurch auch mit einer Zunahme von altersbedingten Erkrankungen wie Demenz zu rechnen ist, sollte meiner Ansicht nach insbesondere der Prävention und Früherkennung von dementiellen Erkrankungen mehr Beachtung geschenkt werden, da diese angesichts mangelnder Heilungschancen von essentieller Bedeutung für den Krankheitsverlauf sind.

Nicht zuletzt vor dem Hintergrund eines sich bereits heute abzeichnenden Fachkräftemangels in der Pflege wird darüber hinaus der Entwicklung von sogenannten *AAL-Technologien (Ambient Assisted Living)* eine wachsende Bedeutung zukommen. Diese innovative Technik, welche ein weitgehend selbstbestimmtes Leben selbst im hohen Alter ermöglichen soll, kann auch dazu beitragen, Personal und somit anfallende Kosten im Gesundheitswesen einzusparen.

Selbstverständlich sollte zugleich intensiv weiter nach effektiven Therapiemaßnahmen geforscht werden, damit dementielle Erkrankungen in der Zukunft nicht nur verzögert, sondern bestenfalls vollständig geheilt werden können.

Im Hinblick auf den gesellschaftlichen Umgang mit Demenz halte ich es für äußerst notwendig, diese Erkrankung nicht als Randthema oder gar Tabu zu behandeln, welches nur die jeweils Betroffenen angeht.

Personen des öffentlichen Lebens, wie etwa Bundeswirtschaftsministerin Ursula von der Leyen, welche die Alzheimer-Krankheit ihres Vaters (Ernst Albrecht, ehemaliger niedersächsischer Ministerpräsident) öffentlich bekanntmachte oder auch der ehemalige Schalke 04-Manager Rudi Assauer, der sich in der Öffentlichkeit zu seiner Alzheimer-Diagnose bekannt hat, können meiner Meinung nach viel dazu beitragen, dass dieses Thema von der Öffentlichkeit aufgegriffen und innerhalb der Gesellschaft diskutiert wird. Nur wenn sich die Gesellschaft als Ganzes ihrer Verantwortung bewusst wird, sich aktiv mit Demenz und ihren Folgen auseinander zu setzen, können netzwerkartige Strukturen geschaffen werden, welche eine umfassende menschenwürdige Pflege und Betreuung der Betroffenen gewährleisten. Unabdingbar erscheint mir in diesem Kontext, dass die (u.a. hier vorgestellten) unterschiedlichen Forschungsansätze und Erkenntnisse aus dem medizinischen, soziologischen, ethischen sowie volkswirtschaftlichen Bereich aufgegriffen und zusammengeführt werden. Nur durch einen interdisziplinären Ansatz, welcher der Komplexität von dementiellen Erkrankungen gerecht wird, kann es gelingen, eine Sensibilität innerhalb der Gesellschaft im Hinblick auf den Umgang mit Demenz zu schaffen.

Literatur

Ascora GmbH (2013): NeuroCare. Ascora GmbH. Birkenallee 43. 27777 Ganderkesee. http://neurocare-aal.de/

Baer, David (2007): Palliative Care am Beispiel der Gerontopsychiatrie. S. 624-628 in:

Knipping, Cornelia (Hrsg.) (2007): Lehrbuch Palliative Care. Mit einem Geleitwort von Reimer Gronemeyer. 2., durchgesehene und korrigierte Auflage. Programmbereich Pflege. Verlag Hans Huber. Bern.

BARMER GEK (2012): BARMER GEK Pflegereport 2012. Schwerpunktthema: Kosten bei Pflegebedürftigkeit. Schriftenreihe zur Gesundheitsanalyse, Band 17. Autoren: Heinz Rothgang, Rolf Müller, Rainer Unger, Christian Weiß, Annika Wolter. Zentrum für Sozialpolitik (ZeS), Abteilung Gesundheitsökonomie, Gesundheitspolitik und Versorgungsforschung. Universität Bremen. Verlag: Asgard-Verlagsservice GmbH, Siegburg. http://www.grieshaber-medien.de/fileadmin/pdf/pdf-Pflegereport-2012_property_Data.pdf

Belwe, Katharina (2008): Editorial. Aus Politik und Zeitgeschichte APUZ. 4/ 2008. Herausgegeben von der Bundeszentrale für politische Bildung bpb. Beilage zur Wochenzeitung Das Parlament. Bonn.

Borasio, Gian Domenico (2011): Über das Sterben. Was wir wissen. Was wir tun können. Wie wir uns darauf einstellen. Verlag C.H. Beck. München.

Borasio, Gian Domenico; Bausewein, C.; Beyer, A.; Fittkau-Tönnesmann, B. (2006): Das IZP stellt sich vor: Palliativmedizin – Aufgabe aller Ärzte. Interdisziplinäres Zentrum für Palliativmedizin, Klinikum der Universität München. Geschäftsführender Vorstand: Prof. Dr. G.D. Borasio. Klinikarzt 2006; 35 (1): 37–42.

Borgetto, Bernhard; Kälble, Karl (2007): Medizinsoziologie. Sozialer Wandel, Krankheit, Gesundheit und das Gesundheitssystem. Unter Mitarbeit von Birgit Babitsch. Grundlagentexte Soziologie. Herausgegeben von Klaus Hurrelmann. Juventa Verlag Weinheim und München.

Braas, Dianne et al. (2005): Handbuch der Betreuung und Pflege von Alzheimer-Patienten. Herausgegeben von Alzheimer Europe. 2., überarbeitete und erweiterte Ausgabe. Georg Thieme Verlag. Stuttgart.

Bredow, Rafaela von; Bruhns, Annette; Dworschak, Manfred; Höflinger, Laura; Kistner, Anna; Neumann, Conny (2012): Zu blau der Himmel. S. 110-121 in: DER SPIEGEL 22/2012. 26.05.2012 http://wissen.spiegel.de/wissen/image/show.html?did=85913063&aref=image05 1/2012/05/25/CO-SP-2012-022-0110-0120.PDF&thumb=false

Bundesministerium für Bildung und Forschung (2013): Eine Software für mehr Selbstständigkeit. Themen-Dossier Gesundheit & Pflege. Die demografische Chance. Projektgruppe Wissenschaftsjahr 2013. Bonn http://www.demografische-chance.de/herausforderungen-chancen/themen-dossiers/gesundheit-pflege/eine-software-fuer-mehr-selbststaendigkeit.html

Bundesministerium für Familie, Senioren, Frauen und Jugend (2013): Gesellschaft und Demenz. Demenzformen. http://www.wegweiser-demenz.de/weitere-demenzformen.html

Bundesministerium für Gesundheit (2013): Demenz. Mehr Leistungen durch das Pflege-Neuausrichtungs-Gesetz für demenziell erkrankte Menschen. Stand: 10.01.2013. http://www.bmg.bund.de/pflege/das-pflege-neuausrichtungs-gesetz/demenz.html

Bundesministerium für Gesundheit (2012): Das Pflege-Neuausrichtungs-Gesetz. Stand: nach der 3. Lesung im Bundestag. 3., aktualisierte Auflage: Juli 2012.

Bundesministerium für Gesundheit (2011): Leuchtturmprojekt Demenz. 1. Auflage: Juni 2011. Bundesministerium für Gesundheit. Berlin.

Bundesministerium für Gesundheit (2010): Wenn das Gedächtnis nachlässt. Ratgeber: von der Diagnose bis zur Betreuung. 3. Auflage. Berlin.

Catulli, Tanja (2007): Lebenswelt pflegender Angehöriger von Demenzkranken. Anforderungen an das professionelle Gesundheits- und Hilfesystem. Dissertation zur Erlangung des akademischen Grades Doktor der Sozialwissenschaften in der Fakultät für Sozial- und Verhaltenswissenschaften der Eberhard-Karls-Universität Tübingen.

Deutscher Berufsverband für Pflegeberufe (DBfK) – Bundesverband e.V. (2013): Definition der Pflege – International Council of Nurses ICN. Verantwortlich: Peter Tackenberg, Johanna Knüppel, Susanne Adjei. Alt-Moabit 91. 10559 Berlin.

http://www.dbfk.de/download/download/ICN-Definition%20der%20Pflege%20-%20ICN%20deutsch%20DBfK.pdf

Deutscher Ethikrat (2012): Demenz und Selbstbestimmung. Stellungnahme. Herausgegeben vom Deutschen Ethikrat. Vorsitzender: Prof. Dr. Edzard Schmidt-Jortzig. Jägerstraße 22/23. 10117 Berlin. http://www.aufbruch-und-wandel.de/wp-content/uploads/2012/11/stellungnahme-demenz-und-selbstbestimmung.pdf

Deutsche Gesellschaft für Gerontopsychiatrie und –psychotherapie e.V. (2004): Empfehlungen zur Therapie dementieller Erkrankungen. http://www.dggpp.de/documents/DGGPP_EmpfehlungenZurTherapieDementiellerErkrankungenMaerz2004.pdf

Förstl, Hans (1999): Die Alzheimer Demenz – Ein Problem mit Zukunft. S. 3-7 in: **Förstl, Hans; Bickel, Horst; Kurz, Alexander (1999):** Alzheimer Demenz. Grundlagen, Klinik und Therapie. Springer Verlag Berlin Heidelberg.

Goesmann, Dr. med. Cornelia (2008): Situation pflegebedürftiger Menschen in Deutschland am Beispiel der Demenz. Versorgungsstrukturen für Demenzkranke: Bestandsaufnahme und Ausblick in die Zukunft. Referat auf dem 111. Deutschen Ärztetag 2008 in Ulm. http://www.bundesaerztekammer.de/downloads/111Top02GoesmannRede.pdf

Grond, Erich (2005): Pflege Demenzkranker. 3., vollständig überarbeitete Ausgabe. Brigitte Kunz Verlag. Schlütersche Verlagsgesellschaft mbH& Co. KG. Hannover.

Gronemeyer, Reimer (2013): Demenz: Wir brauchen eine andere Perspektive! Essay. S. 36 – 40 in: APuZ: Alternde Gesellschaft. 63. Jahrgang. 4-5 2013. 21. Januar 2013. Bundeszentrale für politische Bildung. Bonn.

Gronemeyer, Reimer (2007): Geleitwort. S. 13-14 in: Knipping, Cornelia (Hrsg.) (2007): Lehrbuch Palliative Care. Mit einem Geleitwort von Reimer Gronemeyer. 2., durchgesehene und korrigierte Auflage. **Programmbereich Pflege. Verlag Hans Huber. Bern.**

Gronemeyer, Reimer (2002): Die späte Institution. Das Hospiz als Fluchtburg. S. 139-145 in: Gronemeyer, Reimer; Loewy, Erich H. (Hg.) in Zusammenarbeit mit Michaela Fink, Marcel Globisch und Felix Schumann (2002): Wohin mit den Sterbenden? Hospize in Europa – Ansätze zu einem Vergleich. Forum „Hospiz" Band 3. Lit Verlag. Münster.

Hedtke-Becker, Astrid (2001): Zur Lebensgeschichte verwirrter Menschen. S. 55-76 in: Schöpfer, Gerald; Stessel, Gerlinde (Hg.) (2001): Verwirrung als gesellschaftliche Herausforderung. Schriftenreihe der Arbeitsgemeinschaft für Wirtschafts- und Sozialgeschichte. Graz.

Heilmann, Bernhard (2002): Umbau des Wohlfahrtssystems – Hospiz als Vorreiter? S. 66-84 in: Gronemeyer, Reimer; Loewy, Erich H. (Hg.) in Zusammenarbeit mit Michaela Fink, Marcel Globisch und Felix Schumann (2002): Wohin mit den Sterbenden? Hospize in Europa – Ansätze zu einem Vergleich. Forum „Hospiz" Band 3. Lit Verlag. Münster.

International Council of Nurses (ICN) (2010): Definition of Nursing. http://www.icn.ch/about-icn/icn-definition-of-nursing/

Isfort, Michael (2013): Anpassung des Pflegesektors zur Versorgung älterer Menschen. S. 29 – 35 in: APuZ: Alternde Gesellschaft. 63. Jahrgang. 4-5 2013. 21. Januar 2013. Bundeszentrale für politische Bildung. Bonn.

Jaspers, Schindler (2004): Gutachten: Stand der Palliativmedizin und Hospizarbeit in Deutschland und im Vergleich zu ausgewählten Staaten (Belgien, Frankreich, Großbritannien, Niederlande, Norwegen, Österreich, Polen, Schweden, Schweiz, Spanien). Auftraggeber: Enquete-Kommission des Bundestages „Ethik und Recht der modernen Medizin". Laufzeit 01.05. bis 30.11.2004.

Karger, Cornelia R.; Hüsing, Bärbel (2011): Personalisierte Medizin im Gesundheitssystem der Zukunft. Einflussfaktoren und Szenarien. Schriften des Forschungszentrums Jülich. Reihe Gesundheit / Health Band / Volume 44. Jülich.
http://hdl.handle.net/2128/4517
http://juwel.fz-juelich.de:8080/dspace/bitstream/2128/4517/1/Gesundheit_44.pdf

Kastner, Ulrich; Löbach, Rita (2010): Handbuch Demenz. Zweite Auflage. Elsevier GmbH. Urban und Fischer. München.

Kliniken.de (2013): Apraxie. VIVAI Software AG. Abt. Kliniken.de.Dortmund. http://www.kliniken.de/lexikon/Medizin/Neurologie/Neuropsychologisches_Syndrom/Apraxie.html

Knipping, Cornelia (Hrsg.) (2007): Lehrbuch Palliative Care. Mit einem Geleitwort von Reimer Gronemeyer. 2., durchgesehene und korrigierte Auflage. Programmbereich Pflege. Verlag Hans Huber. Bern.

Kostrzewa, Stephan (2008): Palliative Pflege von Menschen mit Demenz. Eine Langfassung des Artikels aus Dr. med. Mabuse Nr. 172 März/April 2008. http://www.mabuse-verlag.de/chameleon/outbox/public/4/172_Kostrzewa.pdf

Kunz, Roland (2007): Holistisches Assessment als Grundlage der Palliative Care in der Geriatrie. S. 124-130 in: Knipping, Cornelia (Hrsg.) (2007): Lehrbuch Palliative Care. Mit einem Geleitwort von Reimer Gronemeyer. 2., durchgesehene und korrigierte Auflage. **Programmbereich Pflege. Verlag Hans Huber. Bern.**

Kunz, Roland (2003): Palliative Care für Patienten mit fortgeschrittener Demenz: Values Based statt Evidence Based Practice. S. 355-359 in: Zeitschrift für Gerontologie und Geriatrie. Oktober 2003, Band 36, Heft 5. Steinkopff Verlag.
http://link.springer.com/article/10.1007%2Fs00391-003-0167-0?LI=true#page-1

Maier, Wolfgang (2010): Diagnose- und Behandlungsleitlinie Demenz. Interdisziplinäre S3 Praxisleitlinien. Deutsche Gesellschaft für Psychiatrie, Psychotherapie und Nervenheilkunde (DGPPN), Deutsche Gesellschaft für Neurologie (DGN) (Hrsg.). Springer-Verlag GmbH. Berlin.

Metz, Christian (2002): Hospizbewegung und/oder Palliative Care: zwei Seiten einer Medaille? Zur organisatorischen Implementierung und Weiterentwicklung der Hospiz-Idee. S. 88-105 in: **Gronemeyer, Reimer; Loewy, Erich H. (Hg.) in Zusammenarbeit mit Michaela Fink, Marcel Globisch und Felix Schumann (2002):** Wohin mit den Sterbenden? Hospize in Europa – Ansätze zu einem Vergleich. Forum „Hospiz" Band 3. Lit Verlag. Münster.

Mielke, Leonie (2006): Sterben und Tod im modernen Wohlfahrtsstaat – dargestellt an der deutschen Hospizbewegung. Inauguraldissertation zu Erlangung des akademischen Grades doctor philosophiae (Dr. phil.) eingereicht am Fachbereich Politik- und Sozialwissenschaften der Freien Universität Berlin. Berlin.

Mösch, Edelgard (2003): Früherkennung präklinischer Demenzstadien. Zusammenhang zwischen Klagen über Gedächtnisstörungen im Alter und testpsychologisch nachweisbaren kognitiven Beeinträchtigungen. Inaugural-

Dissertation zur Erlangung des Doktorgrades der Philosophie an der Ludwig-Maximilians-Universität München.

Papke, Jens (2004): Gedanken zur Implementierung von Palliativmedizin in die ambulante ärztliche Versorgung inkurabel Kranker. Zeitschrift für Allgemeine Medizin 2004; 80: 153-156. Georg Thieme Verlag. Stuttgart. https://www.thieme-connect.com/ejournals/abstract/10.1055/s-2004-818757

Pleschberger, Sabine (2007): Die historische Entwicklung von Hospizarbeit und Palliative Care. S. 24-29 in: Knipping, Cornelia (Hrsg.) (2007): Lehrbuch Palliative Care. Mit einem Geleitwort von Reimer Gronemeyer. 2., durchgesehene und korrigierte Auflage. Programmbereich Pflege. Verlag Hans Huber. Bern.

Prognos AG (2012): Studie: Pflegelandschaft 2030. Eine Studie der Prognos AG im Auftrag der vbw – Vereinigung der Bayerischen Wirtschaft e. V. Stand: Oktober 2012. Herausgeber: vbw Vereinigung der Bayerischen Wirtschaft e. V. München. www.vbw-bayern.de. Beteiligter: Prognos AG. Basel/Schweiz. www.prognos.com

Radbruch, Lukas et al. (2011): Standards und Richtlinien für Hospiz- und Palliativversorgung in Europa: Teil 1. Weißbuch zu Empfehlungen der Europäischen Gesellschaft für Palliative Care (EAPC). Autoren L. Radbruch, S. Payne. Übersetzt von D. Büche, E. Schmidlin, S. Jünger. Zeitschrift für Palliativmedizin 2011; 12: 216– 227 © Georg Thieme Verlag KG. Stuttgart.

Regnard, Claud; Dean, Mervyn (2010): Praktische Palliativmedizin. Leitfaden und Checklisten für die bedürfnisorientierte Behandlung. Aus dem Englischen von Sibylle Tönjes. Verlag Hans Huber. Bern.

Roß, Josef (2002): Hospize in Deutschland – Erfahrungen der BAG Hospiz. S. 146 – 168 in: Gronemeyer, Reimer; Loewy, Erich H. (Hg.) in Zusammenarbeit mit Michaela Fink, Marcel Globisch und Felix Schumann (2002): Wohin mit den Sterbenden? Hospize in Europa – Ansätze zu einem Vergleich. Forum „Hospiz" Band 3. Lit Verlag. Münster.

Schaeffer, Doris; Wingenfeld, Klaus (2008): Qualität der Versorgung Demenzkranker: Strukturelle Probleme und Herausforderungen. Pflege & Gesellschaft 13. Jg. 2008 H.4. S. 293-304. http://www.dg-pflegewissenschaft.de/2011DGP/category/pdf/0804-Schaeffer.pdf

Schmacke, Norbert (2011): Palliativmedizin: ein Fall von Rationierung? Ein anderer Blick auf die Debatte um Priorisierung in der Medizin. S. 59-74 in: Diederich, Adele; Koch, Christoph; Kray, Ralph; Sibbel, Rainer (Hrsg.): Priorisierte Medizin – Ausweg oder Sackgasse der Gesundheitsgesellschaft? Gabler Verlag/ Springer Fachmedien GmbH. Wiesbaden.
http://www.akg.uni-bremen.de/downloads/publikationen/Diederich_Koch_Kray_Sibbel_Priorisierte Medizin.pdf

Schmacke, Norbert (2007): Palliativmedizin unter Betrachtung des demographischen Wandels. Was kann sich die Gesellschaft leisten? Medizinische Klinik 2007;102:582–5 (Nr. 7) © Urban & Vogel. München.

Schmieder, Michael (2001): Sonnweid Wetzikon – Eine Version wird Realität. S. 183-196 in: **Schöpfer, Gerald; Stessel, Gerlinde (Hg.) (2001):** Verwirrung als gesellschaftliche Herausforderung. Schriftenreihe der Arbeitsgemeinschaft für Wirtschafts- und Sozialgeschichte. Graz.

Schön Klinik (2013): Alzheimer Therapie Zentrum. Schön Klinik Verwaltung GmbH. Inhaltliche Betreuung: Die Internetbeauftragten der Schön Klinik; Manuela Bratusa, Schön Klinik Verwaltung; Oliver Jung, Schön Klinik Verwaltung.
http://www.schoen-kliniken.de/ptp/kkh/aib/faz/alzheimer/sp/

Schöpfer, Gerald (2001): Verwirrung als gesellschaftliche Herausforderung. S. 11-24 in: **Schöpfer, Gerald; Stessel, Gerlinde (Hg.) (2001):** Verwirrung als gesellschaftliche Herausforderung. Schriftenreihe der Arbeitsgemeinschaft für Wirtschafts- und Sozialgeschichte. Graz.

Sonnweid AG (2013): Eine Idee menschlicher. Sonnweid AG. Bachtelstrasse 68. CH-8620 Wetzikon.Texte:Martin Mühlegg.
http://www.sonnweid.ch/home.html

Thieme (2008): Thiemes Altenpflege in Lernfeldern. Schnell finden – schnell lesen –schnell verstehen. Georg Thieme Verlag. Stuttgart.

Weissenberger-Leduc, Monique (2009): Palliativpflege bei Demenz. Ein Handbuch für die Praxis. Springer Verlag Vienna.

Yazdani, Dr. Farhoud (2001): Das Spannungsfeld zwischen Altersvergesslichkeit und Demenz. S. 33-54 in: **Schöpfer, Gerald; Stessel, Gerlinde (Hg.) (2001):** Verwirrung als gesellschaftliche Herausforderung.

Schriftenreihe der Arbeitsgemeinschaft für Wirtschafts- und Sozialgeschichte. Graz.

Weltgesundheitsorganisation WHO (2013): Definition of Palliative Care.
http://www.who.int/cancer/palliative/definition/en/

Alle Web-Links zuletzt aufgerufen am 26.05.2013

Christian Schneider:
Die Beschreibung des Konzeptes der „Basalen Stimulation"
anhand der Erkrankung Demenz

Einleitung

Die International Classification of Diseases (ICD-10) klassifiziert die Demenz als ein Krankheitssyndrom mit dauerhafter Störung von höheren Funktionen der Großhirnrinde. Dabei können Gedächtnis, Denken, Orientierung, Lernfähigkeit, Sprache und Urteilsvermögen beeinträchtigt sein. Durch die kognitiven Einbußen kommt es zu einem Verlust der emotionalen Kontrolle und der Motivation. Außerdem kann es zu Veränderungen im Sozialverhalten kommen. Demenzen gehören zu den häufigsten und folgenreichsten psychiatrischen Erkrankungen im höheren Alter. In Deutschland leiden derzeit rund eine Million Menschen an einer Demenz. Durch den demografischen Alterungsprozess ist in den nächsten Jahrzehnten mit einer starken Erhöhung der Zahl erkrankter Frauen und Männer zu rechnen. Die Demenz ist der mit Abstand wichtigste Grund für eine Heimaufnahme. Der Anteil demenzkranker Heimbewohner hat in den letzten Jahrzehnten kontinuierlich zugenommen. Das Bundesministerium geht davon aus, dass in Deutschland etwa 400.000 demenziell erkrankte Menschen in Alten- und Pflegeheimen versorgt werden. (Robert Koch-Institut 2006: 33)

Aufgrund der wachsenden Bedeutung der Demenz im pflegerischen Alltag ist es wichtig, dass Pflegende Konzepte an die Hand gelegt bekommen. Ziel der Konzepte soll sein, den Menschen zu helfen, mit ihren kognitiven Einbußen ein würdevolles Leben zu leben.

Zielsetzung

Die Hausarbeit beschäftigt sich mit einen dieser Konzepte, dem Konzept der basalen Stimulation. Das Ziel der Hausarbeit soll sein, einen Einblick in die Sichtweise des Konzeptes zu geben. Anhand von Situationen, die in der pflegerischen Praxis im Umgang mit dementiell erkrankten Menschen auftreten wird das Konzept beschrieben.

Aufbau der Arbeit

Nach der Einleitung wird das methodische Vorgehen bei der Erstellung der Arbeit beschrieben. Im Anschluss daran beschreibt Kapitel 3 die Entstehung des Konzeptes. Im Kapitel 4 werden die Begriffe „basale" und „Stimulation" erklärt. Kapitel 5 nennt die Menschengruppen, für die das Konzept entwickelt wurde. Im nächsten Kapitel werden die zentralen Ziele für die pflegerische Praxis beschrieben. Das 7. Kapitel erläutert die Wahrnehmungsbereiche. Im achten

Kapitel erfolgt eine Diskussion, ob das Konzept in der pflegerischen Praxis eingesetzt werden kann. Die Hausarbeit schließt mit einer Zusammenfassung ab.

Methode

Der Schwerpunkt der Literaturrecherche lag auf der Suche nach Büchern die sich mit dem Konzept der basalen Stimulation in der Pflege beschäftigen. In der Bibliothek der Fachhochschule Frankfurt am Main und der Bibliothek der Goethe Universität Frankfurt am Main wurden zahlreiche Veröffentlichungen zum Thema gefunden. Hinzu kam die Onlinesuche in der Datenbank „CINAHL". Mit dem Stichwort „basale Stimulation in der Pflege" wurden 29 Treffer erzielt. Aufgrund der zeitlichen Beschränkung wurden Treffer aussortiert die nicht über die Bibliothek der Fachhochschule Frankfurt am Main zugänglich war. Es erfolgte eine Onlinerecherche auf der Seite des Robert-Koch-Institutes, auf der Seite des Bundesministeriums für Gesundheit und über die Suchmaschine „Google".

Entstehung der basalen Stimulation

Das Konzept basale Stimulation wurde in den 70 Jahren vom Sonderpädagogen und heilpädagogischen Psychologen Andreas Fröhlich entwickelt. Das Konzept sollte eine Kommunikationsebene zwischen schwerst mehrfach behinderten Kindern und ihren Therapeuten schaffen. Zusätzlich sollte das Konzept helfen, die Persönlichkeit dieser Kinder zu fördern. Der deutsche Berufsverband für Pflegeberufe (DbfK) wurde auf dieses Konzept aufmerksam und versuchte es auf die Pflege bei bewusstseinsbeeinträchtigten Menschen zu übertragen. Christel Bienstein erarbeitete, durch die positiven Erfahrungen aus der Praxis, zusammen mit Prof. Fröhlich die basale Stimulation für die Pflege. (Bienstein u. Fröhlich 1991: 5) Im Laufe der Jahre fand das Konzept immer mehr Anhänger. Es werden Seminare gehalten, die das Konzept näher bringen, es wurde zahlreiche Literatur veröffentlicht und in einigen Berufsfachschulen für Krankenpflege gehört das Konzept zum Unterrichtsinhalt. (Bienstein u. Fröhlich 2007: 248)

Begriffserklärung

Basale Stimulation versucht mit Menschen in Kontakt zu treten. Der Begriff „basal" bedeutet, dass mit einfachsten und elementarsten Möglichkeiten versucht wird, mit dem betroffenen Menschen in einen Dialog zu treten.

Fröhlich geht davon aus, dass Menschen bis zu ihrem Tod wahrnehmungsfähig bleiben. „Stimulation" wird in diesem Konzept als sensorisches Angebot oder sensorische Einladung verstanden. Durch basal stimulierende Angebote sollen dem wahrnehmungsbeeinträchtigten Menschen Informationen über seinen Körper und die Umwelt gegeben werden. (Bienstein u. Fröhlich 2010: 16–17) Das Konzept stützt sich auf Grundlagen des neurophysiologischen Entwicklungsmodells, auf genetisch entwicklungspsychologischen Ansätzen auf Erkenntnisse aus der Physiotherapie und der Psychologie. (Werner 2001: 26) Basale Stimulation ist ein individuelles und ganzheitliches Konzept. Im Mittelpunkt steht nicht der gestörte bzw. geschädigte Bereich, sondern der betroffene Mensch mit seinen Ängsten, Aufregungen und Verwirrungen. (Bienstein u. Fröhlich 2010: 13–15) Aus dieser Sichtweise heraus, haben sich zentrale Ziele entwickelt, die auf den betroffenen Menschen und seiner Angehörigen individuell angepasst werden. Diese sollen im Verlauf der Hausarbeit anhand von Beispielen noch näher erläutert werden.

Patientengruppe für basale Stimulationsangebote

Basale Stimulation ist für Menschen entwickelt worden, die intensivmedizinsche, neurologische/ neurochirurgische Betreuung benötigen. Dies können bewusstlose, beatmete Patienten mit verschiedener Ursache, Hemiplegiepatienten, Patienten in somnolenten Krankheitszuständen, Patienten mit Morbus Alzheimer und Apalliker sein. (Bienstein u. Fröhlich 1991: 6)

Zentrale Ziele der basalen Stimulation

Leben erhalten und Entwicklung erfahren

Zu den Grundbedürfnissen der Lebenserhaltung gehört die Atmung, die Aufrechterhaltung des Herz-Kreislaufs, die Nahrungsaufnahme, die Flüssigkeitsaufnahme und die Bewegung. (Bienstein u. Fröhlich 2010: 81–82) Menschen mit dementiellen Syndrom können diesen Bedürfnissen oft nicht nachkommen. Sie nehmen z.b. zu wenig Nahrung auf. Die Gründe dafür können vielfältig sein. Das Essen wird vergessen oder sie glauben schon gegessen zu haben. Es können auch körperliche Ursachen vorliegen, wie Schluckbeschwerden oder Schmerzen im Mund-/ Rachenraum. Die Konsequenz ist eine Nahrungsverweigerung. Hält diese länger an, ist es möglich, Menschen mithilfe von Ernährungssonden am Leben zu erhalten. (Bundesministerium für Gesundheit 2010: 65) Die Pflege unterstützt die Medizin indem sie die

Infusionen anhängt, überwacht, einstellt. Die Ernährungssonde stellt jedoch für den Menschen einen großen Eingriff in seiner Selbstbestimmung dar. (Bienstein u. Fröhlich 2010: 82) Im Sinne dieses Zieles sollte versucht werden, die Pflegenden mit Hilfe basaler Angebote in ihrer Selbständigkeit zu fördern und die Aufmerksamkeit des Menschen auf die Nahrungsaufnahme lenken.

Das eigene Leben spüren

Um das eigene Leben zu spüren ist es notwendig den eigenen Körper wahrzunehmen. Der Mensch muss eine Trennung zwischen dem eigenem Individuum und der Umwelt erleben. (Bienstein u. Fröhlich 2010: 83) Bei Menschen mit demenziellen Syndrom ist häufig eine stereotype Wischbewegung, ein Kratzen oder ein Nesteln zu beobachten. Fröhlich geht davon aus, dass es sich dabei um eine Selbsthilfe handelt, um sich selbst und die Umwelt zu spüren. Diese Autostimulation ist die einfachste Form Informationen über sich und die Umwelt zu bekommen und ist häufig selbstschädigend. Mit Hilfe von basalen Angeboten kann dem erkrankten Menschen Informationen in einer sinnvollen und größeren Bandbreite gegeben werden. (Bienstein u. Fröhlich 1991: 33-34)

Sicherheit erleben und Vertrauen aufbauen

"Sicherheit erlebt ein Mensch nur dann, wenn bestimmte, voneinander unterscheidbare Ereignisse immer wieder auftreten und er langsam erkennt, dass sie zukünftig immer wieder auftreten werden." (Bienstein u. Fröhlich 2010: 84) Dieses Bedürfnis ist für Menschen mit dementiellen Syndrom äußerst notwendig, "da ihr Kurzzeitgedächtnis nicht mehr in der Lage ist, neue Informationen aufzunehmen". (Bundesministerium für Gesundheit 2010: 38) Wechselhafte Situationen und Neuerungen belasten die Demenzerkrankten stark. Feste Regeln und Gewohnheiten dagegen, geben ein Gefühl von Sicherheit. (Bundesministerium für Gesundheit 2010: 38) Außerdem ist es notwendig eindeutige Signale zu senden, denn Demenzkranke reagieren äußerst sensibel, wenn das, was gesagt wird, nicht mit der Körpersprache übereinstimmt. Durch gegensätzliche Botschaften wird der Kranke verwirrt und hilflos zurückgelassen. (Bundesministerium für Gesundheit 2010: 54)

Den eigenen Rhythmus entwickeln

Menschen werden in einen fremden Rhythmus geboren, er wird vertraut gemacht und es entwickelt sich daraus der eigene Rhythmus. Die basale

Stimulation versucht den Menschen bei diesem Findungsprozess zu unterstützen und Eigenheiten fördern. C. Bosch beschreibt in der Studie „Vertrautheit", dass bei dementierten, alten Menschen der alte Lebensrhythmus verhaftet ist. Deshalb ist es für die Pflege wichtig den derzeitigen Lebensrhythmus wahrzunehmen und den alten Lebensrhythmus in Erfahrung zu bringen. (Buchholz u. Schürenberg 2005: 129)

Sein Leben gestalten

"Ein wesentliches Merkmal "lebendiger" Menschen ist, dass sie ihr Leben selbst gestalten." (Bienstein u. Fröhlich 2010: 88) Jeder Mensch hat seine eigenen Bedürfnisse, Vorlieben und Interessen z.b. im Bezug auf Körperhygiene, Ankleiden, Bewegen, Ausscheidung und Ernährung. (Bienstein u. Fröhlich 2007: 89) Pflegende sollten auf diese Bedürfnisse, Vorlieben und Interessen eingehen, um dem Demenzkranken bei seiner Selbstbestimmung zu helfen. Häufig ist bei Demenzerkrankten ein hoher Bewegungsdrang zu beobachten. Dieser Bewegungsdrang kann als selbstbestimmtes Verhalten interpretiert werden. (Buchholz u. Schürenberg 2005: 223) Diesem Drang sollte nicht mit einer Beschränkung der Bewegungsfreiheit entgegen gewirkt werden, denn dies wirkt sich häufig negativ auf das Befinden aus. "Die kranke Person erlebt das Eingesperrtsein als unverständliche Strafe oder Bedrohung und reagiert mit Wut und Panik." (Bundesministerium für Gesundheit 2010: 48) Viel wichtiger ist es, für den Menschen eine Umgebung zu schaffen, in der sich der Demenzerkrankte ohne Verletzungsrisiko bewegen kann.

Beziehung aufnehmen und Begegnungen gestalten

Pflegende benötigen in ihrem Alltag die Fähigkeit mit anderen in Beziehung zu treten, sei es zu Patienten oder dessen Angehörigen oder zu Mitarbeitern. Um eine Beziehung zum erkrankten Menschen aufzubauen, muss die Pflegekraft die innere Bereitschaft dazu haben. Vor allem bei Menschen mit Demenz nimmt die Bindung und Beziehung eine große Rolle ein. Es wird davon ausgegangen, dass der demente Mensch durch die Konfrontation mit der unerklärlichen Welt das Bedürfnis nach primärer Bindung, Halt und Sicherheit hat. (Bundesministerium für Gesundheit 2006: 19) Die Sprache ist ein Instrument um Beziehungen aufzubauen, sie zu erhalten und hilft Begegnungen zu gestalten. Bei demenzerkrankten Menschen nimmt die Möglichkeit sich mit Hilfe der Sprache zu verständigen ab. Im Rahmen neuerer Konzepte zur Betreuung von Menschen mit Demenz wurde deutlich, dass Menschen über Zugänge der Kommunikation verfügen, die nonverbaler Art sind. (Bienstein u. Fröhlich 2010: 95) Deshalb ist es für die Pflegenden wichtig, die nonverbale Kommunikation von sich selbst zu reflektieren und nonverbale Äußerungen über Bedürfnisse und Wünsche vonseiten der Demenzerkrankten zu identifizieren.

Sinn und Bedeutung geben und erfahren

"Das Gefühl von Leere und Sinnlosigkeit ist das Resultat von fehlender Bedeutung im Leben eines Menschen." (Bienstein u. Fröhlich 2010: 95) Menschen mit der Diagnose „Demenz", können in eine schwere Krise mit diesem Gefühl von Leere und Sinnlosigkeit stürzen. Durch die fortschreitende, nicht heilbare Erkrankung muss sich der Betroffene mit der Zukunft, dem Abschiednehmen und dem Tod beschäftigen. Außerdem werden im Anfangsstadium die Defizite im kognitiven Bereich bewusst wahrgenommen und belasten den Erkrankten zusätzlich. (Hametner 2007: 21) Durch sinnvolle Angebote an Beschäftigung kann dem Betroffenen Orientierung gegeben werden und von Ängsten abgelenkt werden. Der Demenzkranke bekommt das Gefühl, gebraucht zu werden und ein vollwertiger Mensch zu sein. Die Beschäftigung wird darauf ausgelegt, welche ihm Orientierung und Identität bietet. (Köther 2007: 293)

Selbstbestimmung und Verantwortung leben

Nach Bienstein bedeutet Autonomie, seine eigenen Regeln zu entwerfen und das Leben danach zu gestalten. (Bienstein u. Fröhlich 2010: 97) In Pflegeheimen wird jedoch häufig beobachtet, dass Pflegende in der Interaktion mit hilfsbedürftigen alten Menschen unselbständiges Verhalten fördern und verstärken, während sie selbständigkeitserhaltendes Verhalten in der Regel ignorieren. (Schneider 2007: 160) Dieses Verhalten in der Versorgungspraxis hat zur Folge „...dass sämtliche Aktivitäten, die mit der Führung des täglichen Lebens im Zusammenhang stehen, reglementiert werden, sodass den alten Menschen nichts mehr zu tun bleibt." (Schneider 2007: 160) Pflege im Sinne der basalen Stimulation "[...]sollte im idealen Fall Menschen darin unterstützen, so weit wie möglich autonom und verantwortungsvoll zu leben und, ja auch autonom und verantwortungsvoll zu sterben." (Bienstein u. Fröhlich 2010: 99)

Die zentralen Ziele die anhand der Beispiele beschrieben wurden, geben nur einen kleinen Einblick in die Pflegehandlungen bei dementiell erkrankten Patienten. Hier wurden keine Pflegehandlungen beschrieben, eher sollte die Sichtweise des Konzeptes basale Stimulation deutlich gemacht werden.

Stimulationsangebote und Wahrnehmungsfähigkeiten

Grundsätzliche Überlegungen

Das Konzept der basalen Stimulation basiert auf Erkenntnissen der Pränatalpsychologie und der Entwicklungspsychologie. (Bienstein u. Fröhlich 2007: 40) Es wird angenommen, dass schon ein ungeborenes Kind Fähigkeiten hat, seinen Körper und die Umwelt wahrzunehmen. Lothar Pickenhain sagt, dass dies mit der Befruchtung der Eizelle beginnt und sich bis zum Ende des Lebens fortsetzt. (Pickenhain 2000: 27) In der basalen Stimulation werden diese Wahrnehmungsfähigkeiten aufgegriffen, „um mit scheinbar kommunikationslosen Menschen in Kontakt zu treten" (Bienstein u. Fröhlich 2010: 41).

Wahrnehmungsbereiche

Die Wahrnehmungsbereiche werden aufgeteilt in:

- Somatischer
- Vestibulärer
- Vibratorischer Bereich

Diese 3 Bereiche sind schon früh in der Entwicklung des ungeborenen Kindes vorhanden. (Bienstein u. Fröhlich 2007: 41) Des weiteren werden im fortschreitenden Entwicklungsprozess folgende Wahrnehmungsfähigkeiten entwickelt:

- oral, olfaktorisch
- taktil
- audio, rhythmisch; auditiv
- visuell

Dabei betont Fr. Bienstein, dass die Wahrnehmung "mit all unseren Sinnen, gleichzeitig und nicht voneinander trennbar" (Bienstein u. Fröhlich 2010: 41) ist. Die Wahrnehmungsbereiche werden nun erläutert.

Somatischer Bereich

Aufgrund der kognitiven Störungen, die eine Demenz hervorruft, verlieren Demenzerkrankte zunehmend die Sprachfähigkeit. (Bundesministerium für Gesundheit 2010: 53) Um mit dem Menschen trotzdem in Beziehung zu treten, ist es notwendig sich der nonverbalen Kommunikation zu bedienen. Die Haut als somatischer Wahrnehmungsbereich spielt dabei eine große Rolle. Durch Berührung kann mit dem Menschen kommuniziert werden. Dabei ist die Qualität der Berührung entscheidend und muss individuell ausgerichtet werden um Orientierung und Sicherheit zu vermitteln und das eigene Körperempfinden zu fördern. (Bienstein u. Fröhlich 2010: 43–50)

Die Körperpflege ist ein wesentlicher Bestandteil der täglichen Pflege bei demenziell erkrankten Menschen. Hier kommt es häufig zu Konflikten zwischen dem Demenzerkrankten und der Pflegekraft. Sie verkennen die Situation und halten die Körperpflege für unnötig oder erleben die pflegende Person als bedrohlich oder missdeuten die Situation im Sinne einer zärtlichen Annäherung. (Wächtler u. Diehl 2003: 77) Des Weiteren ist die Wahrnehmung des Körpers beim Demenzerkrankten verändert, er erlebt den Körper oder Teile des Körpers als fremd. (Wächtler u. Diehl 2003: 77) Mithilfe der beruhigenden Ganzkörperwäsche, die Teil des Konzeptes ist, sollen behutsam und einfühlend orientierende Körpererfahrungen ermöglicht werden. „Ziel der beruhigenden Wäsche ist es, die Unruhe oder das Körperdesintegrationsgefühl zu reduzieren und Entspannung und Körperintegration zu fördern." (Bienstein u. Fröhlich 1991: 59)

Vestibulärer Bereich

Das Vestibulärsystem informiert den Menschen über die Lage im Raum, über Beschleunigung, Drehung, Auf und Ab, sichert das Gleichgewicht und koordiniert das Sehen. (Bienstein u. Fröhlich 2010: 60) Im späten dritten Stadium einer Demenz geht die fortschreitende räumliche Desorientierung einher mit Hilfsbedürftigkeit, Pflegebedürftigkeit und letztendlich mit Bettlägerigkeit. (Hülshoff 2000: 338) Durch die Bettlägerigkeit wird der Mensch in seiner Bewegung stark eingeschränkt. Bewegung ist jedoch notwendig um das Vestibulärsystem anzuregen. (Bienstein u. Fröhlich 2010: 60) Deshalb muss dem Menschen Bewegungserfahrungen im Raum vermittelt werden. Es reichen dabei schon kleinste Veränderungen aus, um das Vestibulärsystem ansprechen zu lassen und aktiv bleiben zu lassen. (Bienstein u. Fröhlich 2010: 61)

Vibratorische Bereich

Durch Vibration bekommt der Mensch Informationen über das Innere des menschlichen Körpers (z.B. Knochen, Gelenke, Organe). Vibratorische Erfahrungen werden bereits im Mutterleib erlebt. Im späteren Leben werden

Vibrationserfahrungen normalerweise beim Stehen und Gehen gemacht und gespeichert. Auf diese Weise spürt der Mensch den Widerstand des Bodens, erfährt Schwingungen und unterschiedliche Belastungen. (Bienstein u. Fröhlich 2010: 58) Die erwähnte Bettlägerigkeit, die infolge der fortschreitenden Demenz einhergeht, „...machen solche Erkenntnisse in der Regel unmöglich." (Bienstein u. Fröhlich 2010: 58) Pflegende können jedoch durch den Einsatz von vibratorischer Stimulation dazu beitragen, dass der Körper über die Haut nach innen wieder spürbar gemacht wird.

Oral, olfaktorischer Bereich

Der Mund(-raum) hat vielfältige Aufgaben für den Menschen. Durch den Mund nehmen wir Nahrung auf. Die Geschmackssensoren der Zunge können mithilfe des Geruchssinns unterschiedliche Geschmacksrichtungen und Konsistenzen identifizieren. Er dient der Wahrnehmung, denn der hochsensible Mundbereich kann sehr differenziert Informationen wahrnehmen. Er dient der Kommunikation, da er den wesentlichen Teil der Mimik bildet und vom Gegenüber besonders wahrgenommen wird. Außerdem ist er ein Lustorgan. (Bienstein u. Fröhlich 2010: 67–69) Demenzerkrankte Menschen reagieren häufig mit Rückzug, um nicht mit der für sie unerklärlichen Realität konfrontiert zu werden oder begeben sich auf die Suche nach Bekannten. (Köther 2007: 287) Mithilfe von olfaktorischen Angeboten kann dem Menschen wieder Orientierung gegeben werden, denn der Geruch ist einer der wesentlichsten Erinnerungsauslöser. (Bienstein u. Fröhlich 1991: 87) Hierbei ist zu beachten, dass viele Gerüche weit in die Lebensbiographie zurückgehen und diese positiv oder negativ besetzt sein können. (Bienstein u. Fröhlich 1991: 87) Auch vertraute Nahrungsmittel können dem Demenzkranken helfen, Orientierung zu finden.

Taktiler Bereich

Durch Berühren, Tasten und Erkennen feinster Oberflächenunterschiede versucht der Mensch sich und seine Umwelt zu begreifen. Die Hände spielen dabei eine große Rolle, da sie ein hoch entwickeltes sensorisch-taktiles Wahrnehmungssystem haben. (Pickenhain 2000: 76) Objekte werden durch die Hand gefühlt, umfasst, getastet und kann dadurch identifiziert werden. Es entstehen „Greiferfahrungen" und „Greifbilder". (Bienstein u. Fröhlich 2010: 76) Demenzerkrankte sind oftmals unfähig, Gegenstände visuell wiederzuerkennen oder zu identifizieren, obwohl die sensorische Funktion intakt ist. (Köther 2007: 286) Die Pflegenden können den Menschen kompensatorisch unterstützen, indem sie ihm die Objekte in die Hand geben oder ihm beim Fühlen unterstützen. Der Mensch erfährt Tasteindrücke vom Objekt die ihm helfen, es zu identifizieren.

Audiorhytmischer Bereich, auditiver Bereich

Auditive Reize nimmt der Mensch bereits im Mutterleib wahr. Je länger der Mensch auf der Welt ist, desto mehr Erfahrungen hat er mit Geräuschen gemacht. Durch die Erfahrung kann der Mensch Geräusche zuordnen und verorten. Dabei kann unterschieden werden, ob es sich um ein alltägliches Geräusch oder ein bedrohliches Geräusche handelt. Außerdem können Geräusche identifiziert werden und können beruhigend oder beängstigend wirken. (Bienstein u. Fröhlich 2010: 23) Demenzerkrankte Menschen leiden unter örtlichen Orientierungsverlusten. Sie finden sich in der für sie fremden und ungewohnten Umgebung nicht mehr zurecht. (Köther 2007: 287) Zusätzlich beeinflusst die verwirrende Vielfalt von unerklärlichen, befremdlichen Geräuschen den dementiell erkrankten Menschen. Es entstehen Ängste und Unruhe. Vertraute Stimmen, Geräusche und Töne können diesen Menschen beruhigen. Dabei spielt die Biographiearbeit eine große Rolle, um die geeignete Orientierungshilfe zu finden. Außerdem sollte versucht werden, die Vielfalt der Geräusche zu reduzieren.

Visueller Bereich

Der adäquate Reiz, der das Sehsystem aktiviert, ist das Licht. Es trifft auf lichtbrechende Medien im Auge und gelangt zu den Sinneszellen in der Netzhaut. Der von den Sinneszellen aufgenommene Licht bzw. Farbeindruck wird über Nervenbahnen an die Sehrinde des Hinterhauptlappens weitergeleitet, wo die eigentliche visuelle Wahrnehmung erfolgt. In der Sehrinde werden die Bilder nicht nur wahrgenommen sondern mit früheren optischen Eindrücken verglichen und identifiziert. Dadurch entsteht bei jedem Menschen eine unterschiedliche Realität. (Menche 2007: 137, 167) Demenzerkrankte leiden durch die kognitiven Einschränkungen unter Störungen der räumlichen Wahrnehmung. Hinzu kommt häufig noch das altersbedingte Nachlassen der Sehschärfe. (Köther 2007: 287) „Die Betroffenen reagieren dadurch mit Rückzug, um nicht mit der unerklärlichen Realität konfrontiert zu werden oder begeben sich auf die Suche nach Bekanntem." (Köther 2007: 287) Um dem Menschen Orientierung zu geben, sollten Angebote durch Personen an die

Persönlichkeit gemacht werden. Es sollten Farben, Bilder und Gegenstände in Verbindung mit vertrauten Personen vermittelt werden, denn eine vertraute und gewohnte Umgebung gibt den Menschen Sicherheit. (Buchholz u. Schürenberg 2005: 186)

Diskussion

Die Demenz ist eine komplexe Erkrankung. Um den zahlreichen, individuellen Symptomen zu begegnen, benötigen die Pflegenden geeignete Pflege- bzw. Betreuungskonzepte. Die Schwierigkeit die sich den Pflegenden stellt ist, nachzuempfinden, wie sich der Mensch mit den kognitiven Einbußen fühlt. Trotz der eingeschränkten Kommunikation müssen die unterschiedlichen Probleme und Bedürfnisse der Betroffenen eingeschätzt werden. (Köther 2007: 289) Die basale Stimulation versucht sensibel herauszufinden, was dem Menschen „momentan gut tut und womit sie sich beschäftigen." (Bienstein u. Fröhlich 2010: 78) Mit den zentralen Zielen wurde der Betroffene in den Mittelpunkt gestellt. Nach diesen Zielen werden die Pflegeinterventionen ausgerichtet. Diese Interventionen dürfen demnach nie isoliert angewendet werden, entscheidend sind ein stimmiger Gesamtkontext und der Bezug zu den Zielen. (Bienstein u. Fröhlich 2010: 80) Diese Sichtweise hilft den Pflegenden in ihrem Umgang mit Demenzerkrankten, da nicht die einzelnen Beeinträchtigungen und damit verbundene Pflegeinterventionen im Mittelpunkt stehen, sondern der Mensch in seiner Individualität und Ganzheitlichkeit. Pflegende müssen sich bewusst werden, dass Demenz kein Defizit ist, sondern eine Lebensform. (Tackenberg u. Abt-Zegelin 2008: 60) Basale Stimulation soll den Pflegenden bei dieser Sichtweise helfen, denn dadurch werden die Haltung der Pflegenden und somit auch die Pflegehandlungen und das Pflegeverständnis verändert.

Eine der Schwierigkeiten in der Umsetzung des Konzeptes besteht darin, dass in der Regel Fortbildungen nötig sind. In den Zeiten knapper Kassen und dem Mangel an Pflegepersonal wird es demnach schwierig für die Einrichtungen solche Seminare für die einzelnen Mitarbeiter durchführen zu lassen. Eine weitere Barriere die sich in der Einführung des Konzeptes stellt, ist, dass alle Mitglieder im therapeutischen Team nach dem Konzept handeln müssen. Vor allem im Klinikbereich ist eine Integration sehr schwierig, da sich die Medizin auf wissenschaftlichen Erkenntnissen stützt. Jedoch ist das gesamte Konzept der basalen Stimulation nicht bewiesen oder evidenzbasiert. (Nydahl 2007: 496) Es liegt an den Pflegenden selbst, andere im therapteutischen Team mitwirkende Berufsgruppen verstärkt zu sensibilisieren und deren Interesse zur Umsetzung der basalen Stimulation zu wecken bzw. zu fördern. (Harms et al. 2003: 243) Um dies umzusetzen, bedarf es noch einiger Anstrengung vonseiten der Pflege.

Zusammenfassung

Die Hausarbeit beschreibt die schwierige Situation der Pflegenden im Umgang mit Menschen mit dem komplexen Erkrankungssyndrom der Demenz. Als Lösungsansatz wird das Konzept der basalen Stimulation vorgestellt. Es wird umfassend beschrieben und immer wieder Bezug zur dementiellen Erkrankung genommen. Die Hausarbeit endet mit einer Diskussion, welche die Schwierigkeit der Implementierung des Konzeptes in die Praxis aufzeigen soll.

Literaturverzeichnis

Bienstein C, Fröhlich A (2007). Basale Stimulation in der Pflege: Die Grundlagen. Kallmeyer, Seelze-Velbe.

Bienstein C, Fröhlich A (2010). Basale Stimulation in der Pflege: Die Grundlagen. Huber, Bern.

Bienstein C, Fröhlich A (1991). Basale Stimulation in der Pflege: Pflegerische Möglichkeiten zur Förderung von wahrnehmungsbeeinträchtigten Menschen. Verlag selbstbestimmtes leben, Düsseldorf.

Buchholz T., Schürenberg A (2005). Lebensbegleitung alter Menschen: Basale Stimulation in der Pflege alter Menschen. Hans Huber, Bern.

Bundesministerium für Gesundheit (Hrsg.). Rahmenempfehlungen zum Umgang mit herausforderndem Verhalten bei Menschen mit Demenz in der stationären Altenhilfe.
http://docs.google.com/viewer?a=v&q=cache:nSGZpe-PO08J:www.franz-hitze-haus.de/file.php%3
Ffile%3D/Rahmenempfehlungen.pdf%26type%3Ddown+Rahmenempfehlungen
+zum+Umgang+mit+
herausforderndem+Verhalten+bei+Menschen+mit+Demenz+in+der+station%C
3%A4ren+Altenhilfe&hl=de&gl=de&pid=bl&srcid=ADGEESjFMPqwCxFF64
q0acz0Nd-_84Xgo6lx9rxfryQ5QJ0aF6pQZMFeB3ovn4Y-vRqLydG-1hOl_sV-
AXDTcWW9vAvM9hSuWXV4V0u2xXcmJqfgN_Qot0bljk-
DcgeZGy_r6EGABBf&sig=AHIEtbTPubeno80v_rE0giyM1nalgG_2dQ (20. Januar 2011).

Bundesministerium für Gesundheit (Hrsg.). Wenn das Gedächtnis nachlässt: Ratgeber: von der Diagnose bis zur Betreuung. http://www.bmg.bund.de/fileadmin/redaktion/pdf_broschueren/BMG-P-G504-Wenn-das-Gedaechtnis-nachlaesst.pdf (18. Januar 2011).

Hametner I (2007). 100 Fragen zum Umgang mit Menschen mit Demenz. Schlütersche, Hannover.

K Harms, W Roswitha, D Susanne (Hrsg.) (2003). Handbuch für die Stations- und Funktionsleitung: Neue Herausforderungen als Chance für die Praxis. Georg Thieme Verlag, Stuttgart.

Hülshoff T (2000). Das Gehirn: Funktionen und Funktionseinbußen; eine Einführung für pflegende, soziale und pädagogische Berufe. Hans Huber, Bern.

Köther I (2007). Thiemes Altenpflege: 145 Tabellen ; [inklusive DVD mit 58 Filmen]. Thieme, Stuttgart.

N Menche (Hrsg.) (2007). Biologie, Anatomie, Physiologie: Kompaktes Lehrbuch für Pflegeberufe. Elsevier GmbH, Urban & Fischer Verlag, München.

Nydahl P (2007). Basale Stimulation in der Pflege – was ist gesichert? Die Schwester Der Pfleger, Melsungen 46: 496–500.

Pickenhain L (2000). Basale Stimulation: Neurowissenschaftliche Grundlagen. Verlag selbstbestimmtes leben, Düsseldorf.

Robert Koch-Institut (Hrsg.). Gesundheit in Deutschland. Gesundheitsberichterstattung des Bundes. http://www.gbe-bund.de/gbe10/owards.prc_show_pdf?p_id=9965&p_sprache=d&p_uid=gastd&p_aid=10962649&p_lfd_nr=4 (18. Januar 2011).

Schneider C (2007). Pflege und Betreuung bei psychischen Alterserkrankungen: eine gerontosoziologisch-pflegewissenschaftliche Analyse. Facultas Verlags- und Buchhandels AG, Wien.

P Tackenberg, A Abt-Zegelin (Hrsg.) (2008). Demenz und Pflege: Eine interdisziplinäre Betrachtung. Mabuse-Verlag, Frankfurt am Main.

Wächtler C, Diehl J (2003) Demenzen: Frühzeitig erkennen, aktiv behandeln, Betroffene und Angehörige effektiv unterstützen; 25 Tabellen. Thieme, Stuttgart.

Werner B (2001) Basale Stimulation in der Pflege: Eine Konzeptanalyse und -bewertung. Huber, Bern.

Cornelia Suchan:
Biografiearbeit bei Menschen mit Demenz

Einleitung

Von der Geburt bis zum Tod durchläuft jeder Mensch viele einzelne Situationen, die ihn in seiner Entwicklung und seinem Verhalten prägen. Biografie stellt somit eine subjektiv-individuelle Lebensbeschreibung dar, die bei jedem einzelnen Menschen einzigartig ist. Die Biographie eines Menschen kennen zu lernen, ermöglicht oft ein besseres Verständnis seiner Äußerungen und Handlungen, Bedürfnisse und Gefühle. Dadurch ergeben sich Ansatzpunkte für eine positive Einflussnahme sowie zur Förderung des Wohlbefindens.

Auch im Bereich der Altenhilfe gewinnt die Biografiearbeit immer mehr an Stellenwert. Während in der Vergangenheit ein defizitäres Bild von alten Menschen herrschte, d.h. eine Betonung auf das, was der „alte Mensch" nicht mehr kann, rückt immer mehr eine aktivierende und ressourcenorientierte Pflege in den Vordergrund. Der Fokus wird vermehrt darauf gerichtet, was der alte Mensch kann, welche Kompetenzen er noch besitzt. Es stellt sich immer häufiger die Frage „Wie wurde der Mensch zu dem was er ist?".

Die Beschäftigung mit der individuellen Biografie kann dabei helfen, pflegebedürftige Menschen besser zu verstehen und Handlungsalternativen zu entwickeln. Dies trifft insbesondere auf demenzkranke Menschen zu. Einerseits gelingt es Außenstehenden häufig nur schwer, sich in die Welt der verwirrten Menschen hineinzuversetzen, sich dort zurechtzufinden und sie zu begleiten. Durch Kenntnisse von der Biografie können Verhaltensweisen und Äußerungen von demenzkranken Menschen besser gedeutet und interpretiert werden. Andererseits stellt für Menschen mit Demenz die Erinnerung an ihre Vergangenheit eine wichtige Ressource dar, weil das Kurzzeitgedächtnis eingeschränkt ist und das Langzeitgedächtnis, in dem sehr gut memorierte und meist lange zurück liegende Informationen gespeichert sind häufig noch relativ lange intakt bleibt. Menschen mit Demenz suchen häufig nach Identität und Vertrautheit, die ihnen Sicherheit geben, in einer Welt, die ihnen aufgrund der nachlassenden Erinnerungsfähigkeit immer fremder erscheint. Erinnerungen, die auf das Langzeitgedächtnis zurückgreifen, geben ihnen Halt. Eine an der jeweiligen Biographie orientierte Struktur, die an Gewohnheiten der alten Menschen anknüpft, schafft somit Vertrautheit.

Biografiearbeit dient weiterhin dazu, das gelebte Leben eines alten Menschen mit seinen Werten, dem Lebensstolz und den vertrauten Stationen in positiver Weise zu berücksichtigen. Insofern kann die Biografiearbeit einen Beitrag zur

Lebensqualität im Pflege- und Betreuungsprozess leisten, da sie zur individuellen Betreuung, sinnvollen Tagesgestaltung und Aktivierung von Ressourcen beiträgt. Außerdem werden die Kommunikation und die soziale Kontaktaufnahme gefördert und die Rückbesinnung auf Erfolge und Leistungen im vergangenen Leben kann die Selbstachtung bei den alten Menschen stärken.

Im ersten Abschnitt meiner Hausarbeit beschäftig ich mich mit dem Begriff der Biografiearbeit und biografischer grundhaltung im Allgemeinen. Dazu zählen auch die Ziele von Biografiearbeit.

Im dritten Kapitel möchte ich aufzeigen, was unter einer Demenz zu verstehen ist und welche Auswirkungen dies auf die Betroffenen haben kann. Schließlich erläutere ich die speziellen Aspekte der Biografiearbeit im Hinblick auf demenzkranke Menschen.

Das vierte Kapitel gibt einen Überblick über biografieorientierte Ansätze in der Arbeit mit demenzkranken Menschen. Dort werden spezielle Konzepte und Methoden wie bspw. die Validation, Selbst-Erhaltungs-Therapie oder die Reminiszenz-Therapie etc. vorgestellt.

Im fünften Kapitel ziehe ich ein Fazit.

Biografiearbeit und biografische Grundhaltung

Das Wort Biographie stammt aus dem griechischen. Bio bedeutet soviel wie Leben und Graphie schreiben. Biographie ist demnach eine Lebensbeschreibung (vgl. Opitz 1998, S. 31). Unter Biographie wird „die Darstellung der Lebensgeschichte eines Menschen sowohl hinsichtlich der äußeren Umstände und Ereignisse (...) als auch der geistig-seelischen Entwicklung" (Opitz 1998, S. 31 ff.) gesehen. In diesem Zusammenhang muss jedoch die „Biografie" von dem Begriff „Lebenslauf" abgegrenzt werden: Während der Begriff „Lebenslauf" die äußeren (objektiven) Daten eines gelebten Lebens umfasst, bezieht sich die Biografie eines Menschen auf seine Innenseite, d.h. auf das, was der oder die Erzählende subjektiv zu seiner oder ihrer Lebensgeschichte macht (vgl. Weingandt 2001, S. 7). Lebensgeschichtliche Erzählungen sind somit immer Rekonstruktionen der Vergangenheit aus dem Heute und stellen nach Fuchs-Heinritz strukturierte Selbstbilder dar. Diese können sich mit jeder Veränderung der Lebenslage und des jeweiligen Selbstverständnisses ändern, dabei kommen andere Ereignisse in den Vordergrund der Erinnerung und andere werden vergessen (vgl. Fuchs-Heinritz 2000, S. 51 ff.). Somit stellt die Biografie eines

Menschen kein statisches Gebilde dar, sondern sie kann sich im Laufe eines Lebens durch subjektive Umdeutungen oder Neudefinitionen von Ereignissen oder Erlebnissen ändern.

Erlemeier betont eine biografische Grundhaltung gegenüber anderen Menschen. Er versteht unter Biografiearbeit in erster Linie nicht nur eine reine Wissensansammlung über das Leben eines Menschen, sondern sieht es als eine Haltung der Offenheit gegenüber dem Leben und der Geschichte eines Menschen (vgl. Erlemeier 1998, S. 207). „Eine Haltung, die sich im Respekt vor der einzigartigen Lebensgeschichte des Gegenübers ausdrückt, in der Behutsamkeit des Fragens, im Schutz der Intimsphäre, aber auch in der Offenheit, Anlässe für biografische Gespräche im Alltag wahrzunehmen und aufzugreifen, in der Neugier auf die Lebenserfahrungen des Anderen, in der Bereitschaft sich auf Erzählungen einzulassen" (Franke 2003, S. 73).

Biografiearbeit beinhaltet oft alle *drei Zeitdimensionen* (vgl. Klingenberger 2001):

1. Die Erinnerung an die Vergangenheit („Lebensbilanz")

2. Die Begleitung in der Gegenwart („Lebensbewältigung")

3. Die Perspektive für die Zukunft („Lebensplanung")

Dieses Zusammenwirken der Zeitdimensionen ist sehr wichtig, da sich alle drei gegenseitig beeinflussen können, d.h. „was habe ich aus der Vergangenheit gelernt", „wie gehe ich jetzt damit um" und „was zeigt mir diese Erkenntnis für die Zukunft".

Biographisches Arbeiten kann weiterhin auf drei verschiedenen Ebenen basieren (vgl. Malteser Trägergesellschaft gGmbH 2002, S. 13):

- emotional: positive und negative Lebenserinnerungen
- kognitiv: Stärkung des Erinnerungsvermögens, Erweiterung der Ressourcen
- sozial: Gruppenbildung, Erhalt sozialer Kontakte, Vertiefung des Vertrauensverhältnis bspw. zwischen Pflegenden und Bewohnern

Bei der Biografiearbeit können zwei Formen unterschieden werden: die gesprächsorientierte und die aktivitätsorientierte Biographiearbeit (vgl. Gereben/ Kopinitsch-Berger 1998, S. 17).

Zur gesprächsorientierten Biographiearbeit zählen bspw. Einzel- und Gruppengespräche, die zu vorgegebenen Themen angeboten werden. Solche Themen können z.b. sein: Familienleben, Schulzeit, Kindheit, Feste und Feiertage (vgl. ebd., S. 18 ff.).

Die aktivitätsorientierte Biographiearbeit zeichnet sich durch die Integration der Biographiearbeit in eine Tätigkeit aus. Dies kann beispielsweise der Einsatz von Gegenständen, ein Museumsbesuch, aber auch das Anfertigen einer Collage, das Singen von Liedern oder das Ausführen von Alltagshandlungen (z.b. Tisch decken) sein (vgl. ebd., S. 46 ff.).

Ziele der Biografiearbeit

Robert N. Bulter geht in seinem Konzept des „life-review" (= Lebensrückschau) davon aus, dass viele Menschen mit zunehmendem Alter den Wunsch verspüren, dem vergangenen Leben einen Sinn zu geben (vgl. KDA 2001, S. I/60)). Auch Erikson beschreibt in seinem Entwicklungsmodell als wichtigste Anforderung für den letzten Lebensabschnitt die Herausbildung von „Integrität". Der Mensch sollte nun lernen das zurückliegende Leben, so wie es war, und seine Verantwortung dafür akzeptieren. Im Idealfall ist der alte Mensch aus der Perspektive des Rückblicks in der Lage in seiner Biografie wichtige Personen und Ereignisse sowie eigene individuelle Eigenheiten auf neue und reifere Art anzunehmen (vgl. Weingandt 2001, S. 9)

Im Allgemeinen verleiht die Auseinandersetzung mit der eigenen Vergangenheit persönliche Sicherheit, stärkt das Selbstvertrauen und hilft dabei sich mit schwierigen Situationen des Älterwerdens auseinanderzusetzen und diese besser zu bewältigen (vgl. KDA 2001, S. I/33).

Allgemein können drei Grobziele der Biografiearbeit zusammengefasst werden:

- Die Stärkung autobiografischer Kompetenzen: d.h. fähig zu werden, sich mit der eigenen Vergangenheit auseinanderzusetzen; den Mut zum Erzählen vermitteln – denn besonders in den Geschichten der älteren Generationen liegen verborgene Schätze für die nachfolgenden.
- Die Rekonstruktion der Lebensgeschichte des Einzelnen: d.h. einzelne Geschichten sollen „wieder belebt" werden, um so ein ganzheitliches Verständnis der eigenen Biografie zu bekommen.
- Die Integration der Lebensgeschichte: durch positive Verarbeitung können Brüche, Widersprüche und Scheitern zu einer versöhnten

Lebensgeschichte reifen. Gewonnene Erkenntnisse können so sinnvoll für die Zukunft genutzt werden.

Besonders im Hinblick auf die Situation von hilfebedürftigen Menschen in stationären Pflegeeinrichtungen können weitere Ziele der Biografiearbeit genannt werden (vgl. Gereben/Kopinitsch-Berger 1998, S. 19 ff.). Diese sind z.B.

- Aktivierung der kognitiven Fähigkeiten
- Verbesserung der Kommunikationsfähigkeit
- Bewältigung von Einsamkeit
- Abbau von Ängsten und Erhöhung des Selbstwertgefühls
- Stärkung des Gemeinschaftsgefühls
- Förderung des gegenseitigen Verständnisses
- Wecken von positiven Emotionen

Besonders bei Menschen mit Demenz stellt die Biografiearbeit eine wichtige Methode dar, um Verständnis für die alten Menschen zu entwickeln und ihr Verhalten und Erleben zu verstehen. Durch das Abnehmen des Erinnerungsvermögens bei Demenzkranken kann Biografiearbeit somit ein Schlüssel zu noch vorhandenen Fähigkeiten sein, die es bewusst zu fördern gilt, um sie noch möglichst lange zu erhalten (vgl. Klie 2002, S. 56).

Der Begriff Demenz

Um die Bedeutung der Biographiearbeit mit dementen Menschen zu erläutern, soll zunächst kurz erklärt werden, was man unter Demenz versteht.

Der Begriff „Demenz" leitet sich aus dem Lateinischen von dementia ab und setzt sich aus den beiden Wortteilen „de"= weg und „mens" (Genitiv mentis) = Geist, Verstand zusammen (vgl. Klie 2002, S. 36).

Der Oberbegriff „Demenz" umfasst eine Reihe von Krankheitsbildern verschiedener Ursache und unterschiedlichen Verlaufs. Die häufigsten Formen einer Demenz stellen die Demenz vom Alzheimer-Typ sowie die vaskuläre Demenz dar.

Laut den Kriterien von ICD-10 (International Statistical Classification of Diseases) wird eine Demenz mit folgenden Symptomen beschrieben: Darin ist ein dementielles Syndrom durch „eine progrediente Verschlechterung mehrerer kognitiver Funktionen bei einem bewusstseinsklaren Patienten" gekennzeichnet. Leitsymptome sind Störungen des Kurzzeit- und Langzeitgedächtnisses bis hin zu Störungen der Orientierung (zur Zeit, zum Ort, zur Person und zur Situation).

Definition der Demenz nach Kriterien der ICD-10:

- Abnahme von Kurzzeit- und Langzeitgedächtnis
- Abnahme des abstrakten Denkvermögens
- Abnahme von Urteilsvermögen, Planungs- und Organisationsvermögen sowie andere Störungen höherer kortikalen Funktionen wie Aphasie, Agnosie, visuopatiale Fähigkeiten
- Keine Störung der Bewusstseinslage
- Beeinträchtigung der Affektkontrolle, des Antriebs oder des Sozialverhaltens
- Symptome bestehen seit mindestens 6 Monaten

Die (Lebens-) Welt von Demenzkranken

Um Menschen mit Demenz bei der Bewältigung krankheitsbedingter Probleme angemessen unterstützen zu können, ist es notwendig Einsicht über Veränderungen der Wahrnehmung, des Erlebens und der Reaktionen der Demenzkranken zu bekommen. Das Ergründen der inneren Welt eines stark kognitiv beeinträchtigten Menschen ist schwierig. Fundierte Aussagen lassen sich lediglich für die beginnende Demenz und ihre frühen Stadien finden. Diese werden mit zunehmendem Schweregrad der Erkrankung immer spekulativer (vgl. BmFSFJ 2002, S. 175).

Im Anfangsstadium treten Vergesslichkeit, Konzentrationsschwierigkeiten und Fehlbeurteilungen von Situationen etc. auf. Die Betroffenen erleben dies oft bewusst und reagieren teilweise mit Ängsten und Verunsicherungen. Es fällt den Betroffenen schwer sich auf neue, unbekannte Situationen einzulassen. Der Erwerb von neuem Wissen oder das Erlernen neuer Strategien wird immer weniger möglich. Oft versuchen Menschen mit Demenz ihre Defizite vor der Umgebung zu verbergen, entwickeln Kompensationsmechanismen und reagieren überwiegend gereizt auf alle Hinweise eigenen Versagens. Manche von ihnen entwickeln depressive Symptome als Reaktion auf die Störungen, typischer ist jedoch eine Angstsymptomatik (vgl. BmFSFJ 2002, S.176). Mit dem Fortschreiten der Krankheit nehmen Angst, Panik, Desorientierung und Hilflosigkeit zu. Situationen, die nicht mehr bestimmbar bzw. überschaubar zu sein scheinen, sind oft der Auslöser für diese Reaktionen (vgl. Laade 2003, S.

100). Die Fähigkeit zu einer richtigen Einschätzung sozialer Zusammenhänge, zu moralischen Urteilen und zu schwierigen Entscheidungen ist stark beeinträchtigt. Vertraute und täglich gleiche Handlungsmuster entsprechende Aktivitäten bleiben aber relativ lange erhalten und ermöglichen dem Betroffenen eine selbständige Lebensführung (vgl. BmFSFJ 2002, S. 176).

Im mittleren Stadium einer Demenz nehmen die Betroffenen ihre Störungen nicht mehr wahr oder leugnen sie. Dies ist aber kaum auf eine fehlende Krankheitseinsicht oder intellektuelle Unfähigkeit zur richtigen Beurteilung eigenen Handelns zurückzuführen, sondern es sind wahrscheinlich Auswirkungen einer veränderten Selbstwahrnehmung. Die Betroffenen sind in diesem Stadium noch in der Lage, ihre Stimmung richtig zu beurteilen und einfache Angaben über ihre Lebensqualität zu machen, überschätzen jedoch erheblich ihre Fähigkeiten und Handlungskompetenzen. Die meisten von ihnen scheinen in einer früheren Zeit zu leben, sie halten sich für jung, leistungsfähig, berufstätig, gesund und selbständig und verhalten sich auch dementsprechend. Deswegen werden oft pflegerische Maßnahmen abgelehnt. Sie reagieren auf Zwang oder Bevormundung teilweise mit psychomotorischer Unruhe oder Aggressivität. Das Verhalten ist immer mehr durch früher erlernte Verhaltensmuster geprägt, die nicht mehr an die aktuelle Situation angepasst und modifiziert werden können. Die Betroffenen reagieren immer öfter spontan und befriedigen ihre Bedürfnisse ohne Rücksicht auf die sozialen Normen und Empfindungen anderer Personen. Sie spüren, dass ihr Leben ihnen aus der Hand gleitet und erleben permanent ihre Unfähigkeit, den Alltag zu bewältigen oder einfache Tätigkeiten auszuführen (vgl. BmFSFJ 2002, S. 176). Mit zunehmender Hirnleistungsschwäche verstärkt sich die zeitliche, örtliche und situative Desorientierung und erzeugt emotionale Unsicherheit. Demente Menschen fühlen sich in ihrer Existenz erschüttert und vom Verlust ihrer Identität bedroht. Die Umgebung wird immer öfter als fremd erfahren und die Zahl „unbekannter" Personen steigt. Die fehlende innere Sicherheit und der Mangel an Geborgenheit in der fremd erscheinenden Welt beeinträchtigt stark das Selbstvertrauen und erzeugt psychische Spannungen (vgl. BmFSFJ 2002, S. 177). Bereits Menschen mit einer mittleren Ausprägung des Demenzsyndroms zeigen eine zunehmende Apraxie, d.h. die Unfähigkeit zur Umsetzung gedanklich vorgestellter motorischer Sequenzen in entsprechende Aktivitäten sowie eine starke Beeinträchtigung bei der intellektuelle Verknüpfung zwischen Gegenständen oder Begriffen mit passenden Handlungsabläufen. Auch die Verarbeitung von visuell-räumlichen Informationen kann gestört sein, so dass

Demenzkranke die Richtung ihrer Bewegungen nicht richtig beurteilen können und sich somit auch in bekannter Umgebung verirren können (vgl. BmFSFJ 2002, S. 172). Die für das mittlere Stadium typische körperliche Unruhe kann ihre Ursachen im beschriebenen Verlust der inneren Sicherheit und der eigenen Identität sowie des zunehmenden Fremdheitsgefühls haben. Die verbalen Kommunikationsfähigkeiten verringern sich in diesem Stadium deutlich. Dementiell erkrankte Menschen versuchen ihre Unfähigkeit auf konkrete Fragen zu antworten zu überspielen, indem sie häufig Floskeln oder allgemeine Phrasen verwenden. Im mittleren und letzten Stadium der Krankheit haben die Betroffenen oft psychische Probleme durch Inkontinenz. Entweder sie spüren den Harndrang nicht mehr oder wissen nicht, wie man die Toilette findet, sich entkleidet oder wieder ankleidet. Dies bereitet oft Gefühle von Angst oder Scham. Die Betroffenen verfügen trotz schwerer Demenz noch über Fähigkeiten oder Fertigkeiten insbesondere im emotionalen Bereich. Dies kann sich in Blickwendungen, Singen von Volksliedern oder bei lebenslang durchgeführten Alltagstätigkeiten äußern. Besonders im mittleren und letzten Krankheitsstadium tauchen Erinnerungen aus den wichtigsten und besonders ereignisreichen Lebensabschnitten wie Kindheit, Schulzeit, frühe Erwachsenenjahre auf und prägen das Bild der Betroffenen von sich selbst und ihrer Umwelt. Das Bundesministerium für Familie, Senioren, Frauen und Jugend geht davon aus, dass der Rückzug in die Vergangenheit durch Langeweile, Angst oder Einsamkeit, die Verletzung der Intimsphäre, der Verlust von vertrauten Personen oder Gewohnheiten oder das Gefühl der Nutzlosigkeit gefördert wird. In der vergangenen inneren Wirklichkeit zu agieren und damit ein intakteres Selbstwert- und Identitätsgefühl zu erhalten fällt leichter. Im letzten Stadium wird das Verhalten der Betroffenen für Außenstehende immer unverständlicher (vgl. BmFSFJ 2002, S. 177).

Biografiearbeit bei Menschen mit Demenz

Menschen ohne kognitive Defizite können ihre Lebensgeschichte und das, was ihnen wichtig ist, erzählen (vgl. Leptihn 1996, S. 37). Doch besonders bei demenzkranken Menschen ist das Wissen über die Biografie sehr wichtig. Die Betroffenen können sich meist nur eingeschränkt äußern und manchmal scheint das Gesagte sinnlos und rätselhaft. Biografiekenntnisse können beim Verstehen des Verhaltens und Erlebens der verwirrten Menschen hilfreich sein, denn vor dem Hintergrund ihrer Lebensgeschichte und der aktuellen Lebenssituation ist das Handeln der dementen Menschen durchaus sinnvoll. Ihre Wirklichkeit ist nur eine andere als unsere (vgl. Leptihn 1996, S. 36). Durch ihr Krankheitsbild ist das Kurzzeitgedächtnis oft beeinträchtigt. So ziehen sie sich zurück und leben oftmals in Szenen ihrer Vergangenheit. Das, was sie aktuell erleben und fühlen, kombinieren sie oft mit alten Erlebnissen, die ihnen im Langzeitgedächtnis zur Verfügung stehen. Der Zugang zu dieser Erlebniswelt kann durch ein einfühlendes Nachspüren und durch die biografischen Kenntnisse der einzelnen Lebensgeschichten erreicht werden (vgl. Leptihn 1996, S. 37). Das Wissen über die Biografie gibt den Pflegenden einen Zugang zum Krankheitsverstehen und hilft das schwierige und oft provozierende Verhalten von demenzkranken Menschen besser zu verstehen und handhaben zu können (vgl. Erlemeier 1998, S. 207). Auch in der täglichen Kommunikation bietet das biografische Wissen über einen Menschen einen guten Ansatzpunkt für ein Gespräch (vgl. Leptihn 1996, S. 37). Außerdem wird durch das biografische Interesse dem Gegenüber versucht eine Wertschätzung entgegen zu bringen, das bisherige Leben anzuerkennen. Diese Einstellung bzw. Offenheit kann die Begegnung zu diesen Menschen verändern (vgl. Leptihn 1996, S. 36). Der demente Mensch wird dadurch nicht als Pflegeobjekt mit krankheitsbedingten Defiziten betrachtet an dem nur pflegetechnisch etwas vollzogen wird, sondern er wird als Subjekt gesehen, der eine lange Lebensgeschichte hinter sich hat. Es können eher subjektbezogene Kontakte und Bindungen aufgebaut werden. Gängige Altersstereotypen können abgebaut werden (vgl. Franke 2003, S. 73). Erst wenn wir einen Menschen richtig kennen gelernt haben, können wir auch auf seine Wünsche und Bedürfnisse eingehen (vgl. Leptihn 1996, S. 37). Deswegen ist eine personenorientierte Betreuung ohne Biografiekenntnisse nicht möglich (vgl. Leptihn 1996, S. 36). Biografisches Wissen kann bei Menschen mit Demenz helfen, die Lebenskontinuität zu wahren, Identitäts- und Selbstwertgefühle zu sichern, zur Versöhnung mit der eigenen Lebensgeschichte und zum subjektiven Wohlbefinden beizutragen (vgl. Erlemeier 1998, S. 199).

Da sich demenzkranke Menschen oft nur schlecht über die biografischen Ereignisse und Erlebnisse mitteilen können, können biografische Angaben oft nur von den Angehörigen gegeben werden. Angehörige können in diesem Fall bei der Interpretation schwieriger Verhaltensweisen helfen sowie Angaben über Vorlieben, Abneigungen, Gewohnheiten sowie kritische Lebensereignisse liefern (vgl. KDA 2001, S. I/33).

Biografieorientierte Ansätze in der Arbeit mit Demenzkranken

Biografiearbeit oder Erinnerungsarbeit stellt eine essentielle Grundlage für viele Konzepte in der Arbeit mit demenzkranken Menschen dar. Biografische Kenntnisse dienen besonders bei demenzkranken Menschen als Schlüssel des Verstehens für das jeweilige Verhalten dieser Menschen und bieten Anknüpfungspunkte. Im Folgenden möchte ich auf die wichtigsten Methoden und Ansätze in der Betreuung von Demenzkranken eingehen, die sich auf die biografische Arbeit als Grundlage stützen.

Validation

Das englische Wort „validation" heißt in deutscher Übersetzung so viel wie Gültigkeitserklärung. Das Validieren wurde von Naomi Feil für die Zielgruppe der verwirrten alten Menschen, die sich in verschiedenen Stadien der Demenz befinden, entwickelt. Der Anwendungsbereich der Validation wird also eingegrenzt auf sehr alte Menschen, die in ihren kognitiven und sensorischen Fähigkeiten beeinträchtigt sind. Diese Menschen befinden sich in der letzten Lebensphase und sind bemüht, unverarbeitete Gefühlssituationen wachzurufen, auszudrücken und zu verarbeiten (vgl. Feil 2002, S.11). Feil versucht mit ihrer Methode, den Grund für die Desorientierung zu verstehen, den Rückzug in die Vergangenheit und das Abgleiten in das von ihr so benannte „Stadium des Vegetierens" zu verhindern (vgl. KDA 2001, S. III/35). Durch diese Methode soll Vertrauen aufgebaut, Sicherheit geschaffen und das Selbstbewusstsein wieder hergestellt werden. Validation akzeptiert den Menschen, so wie er ist. Die Gefühle und die innere Erlebniswelt des verwirrten Menschen werden respektiert und anerkannt (vgl. Feil 2002, S.11).

Doch der Zugang zur Erinnerungs- und Gefühlswelt von Demenzkranken, besonders im fortgeschrittenen Stadium, ist sehr schwierig. Viele verbale und nonverbale Äußerungen sind für Außenstehende bizarr, verworren, aus dem gegenwärtigen Kontext gerissen und deshalb oft unverständlich. Mit den Worten von Naomi Feil bedeutet jemanden zu validieren: „seine Gefühle anzuerkennen, ihm zu sagen, dass seine Gefühle wahr sind (…). In der Methode der Validation verwendet man Einfühlungsvermögen, um in die innere Erlebniswelt der sehr alten, desorientierten Person vorzudringen" (Feil 2002, S. 11). Feil ist der Meinung, dass desorientierte Menschen in die Vergangenheit zurückkehren, um aufzuräumen und ihre Grundbedürfnisse nach Liebe und Identität zu befriedigen. Durch den Rückzug in die Vergangenheit vermeiden sie die schmerzvolle Gegenwart, Gefühle des Nichtgebrauchtwerdens und der Einsamkeit (vgl. Feil 2002, S. 28). Feil ist auch der Ansicht, dass desorientierte Menschen ihre Vergangenheit wieder erleben, um ihre Würde wiederherzustellen. Aus der gegenwärtigen Realität können sie keine Befriedigung ziehen (vgl. Feil 2002, S. 26). Desorientierte Menschen drücken diese Bedürfnisse aber nicht mehr im „Hier und Jetzt" aus, sondern kommunizieren oft mit Personen und Gegenständen aus der Vergangenheit (vgl. Feil 2002, S.26). Verschlechtern sich die intellektuellen Fähigkeiten, vergrößert sich das Vokabular an Phantasiewörtern. Dementiell erkrankte Menschen greifen auf immer mehr gefestigte und gespeicherte Bewegungen zurück, um ihre Bedürfnisse auszudrücken (vgl. Feil 2002, S. 27).

Die Ziele der Validation sind (vgl. Feil 2002, S. 11):

- Wiederherstellen des Selbstwertgefühls
- Reduktion von Stress
- Rechtfertigung des gelebten Lebens
- Lösen der unausgetragenen Konflikte aus der Vergangenheit
- Reduktion chemischer und physischer Zwangsmittel
- Verbesserung der verbalen und nonverbalen Kommunikation
- Verhindern eines Rückzuges in das Vegetieren
- Verbesserung des körperlichen Wohlbefindens

Feil unterscheidet vier Stadien der Desorientierung. Dabei sind diese Stadien nicht statisch zu sehen. Verwirrte Menschen können sich innerhalb eines Tages in diesen vier Stadien bewegen und von einem zum nächsten wechseln (vgl. Feil 2002, S. 49). Nur durch Validation wird der totale Rückzug in das vierte Stadium (das Vegetieren) vermieden. Feil ist der Meinung, dass Menschen sich nicht komplett in die Vergangenheit zurückziehen, wenn sie sich in der Gegenwart als stark, geliebt und nützlich erfahren. Validation soll den verwirrten Menschen ihre Würde zurückgeben (vgl. Feil 2002, S. 11).

Das erste Stadium ist gekennzeichnet durch eine leichte Desorientierung. Die betroffenen Personen versuchen an der objektiven Realität festzuhalten und ihre Gefühle zu leugnen. Dies macht eine validierende Annäherung sehr schwierig. Die Gefühle werden hauptsächlich in einer verschlüsselten Form ausgedrückt. Indem die Betroffenen versuchen sich zu rechtfertigen oder ihre starken Emotionen zu leugnen, beschuldigen sie oft andere (vgl. Feil 2002, S. 53). In dieser Phase entwickeln sich oft Wahnvorstellungen (z.B. Bestehlungswahn). In diesem Stadium soll der betroffenen Person durch Zuhören und gezielte Fragen geholfen werden ihre Gefühle auszudrücken zu können. Warum-Fragen sollten vermieden werden, da sich die betroffene Person schnell überfordert fühlt und ihr Selbstwertgefühl verliert (vgl. Feil 2002, S.52)

Das zweite Stadium ist gekennzeichnet durch den Verlust kognitiver und körperlicher Fähigkeiten sowie den Verlust der Selbstkontrolle und der Kommunikationsmöglichkeiten. Menschen mit Demenz sind nicht mehr in der Lage sich an die Realität zu klammern und ziehen sich immer mehr zurück. Sie kehren zu grundlegenden, universellen Gefühlen zurück: Liebe, Hass, Trauer, Angst vor Trennung, Streben nach Identität. Sie benutzen oft eigene Wortschöpfungen (vgl. Feil 2002, S. 53).

Das dritte Stadium ist das der „sich wiederholenden Bewegungen". Wenn Menschen im zweiten Stadium ihre Gefühle nicht durch eine validierende Person verarbeiten können, ziehen sich diese Menschen häufig in vorsprachliche Bewegungen und Klänge zurück. Körperteile werden zu Symbolen, Bewegungen ersetzen Worte (vgl. Feil 2002, S. 57). Die Sprache wird unverständlich, oft kommen nur eingeprägte Laute der frühen Kindheit heraus. Durch die Körperbewegungen transportieren sich manche verwirrte Menschen in die Vergangenheit zurück um der schmerzlichen Realität zu entgehen. Feil ist der Ansicht, dass Medikamente oder Zwangsmittel den Rückzug noch verstärken (vgl. Feil 2002, S. 58).

Das vierte Stadium nennt Feil das Vegetieren. Menschen in diesem Stadium verschließen sich völlig der Außenwelt und geben das Streben das Leben zu verarbeiten auf. Der eigene Antrieb reicht gerade um zu überleben. Im Vegetationsstadium brauchen Menschen besonders körperliche Berührungen, Anerkennung und Fürsorge (vgl. Feil 2002, S. 60).

Integrative Validation

Nicole Richard entwickelte die Validation von Naomi Feil zu dem praxisbetonten Handlungsmodell der Integrativen Validation weiter. Die Integrative Validation ist auch eine wertschätzende Umgangsform. Durch eine behutsame Umgangsweise soll das Ziel, ein vertrauensvolles Klima zu schaffen, erreicht werden. Der Schwerpunkt der Kommunikation liegt auf der emotionalen Ebene (vgl. Deutsche Alzheimer Gesellschaft 2003, S. 38). Zu Beginn des Gesprächs werden von der Pflegeperson Gefühle und Antriebe angesprochen, wertgeschätzt und akzeptiert. Dadurch entsteht Vertrauen und die Person fühlt sich angenommen. Im weiteren Verlauf werden allgemeine Redewendungen und Sprichworte genutzt, die zu den vorherrschenden Antrieben passen (z.B. „Ordnung ist das halbe Leben" bei Ordnungsliebe). Diese Redewendungen sind den alten Menschen vertraut und geben ihnen Sicherheit. Dabei ist zu beachten, dass die Integrative Validation völlig auf Fragetechniken und auf Realitätsorientierung verzichtet. In die Gespräche werden Lebensgeschichte und persönliche Rituale der Betroffenen eingebunden (vgl. Deutsche Alzheimer Gesellschaft 2003, S. 39).

Die Integrative Validation unterscheidet sich von der Validation von Feil vor allem in der Art der verbalen Kommunikation, insbesondere im Vorhandensein bzw. dem Fehlen der Fragetechnik und Interpretation verbaler Äußerungen von verwirrten Menschen. Die wesentlichen Prinzipien, die Grundhaltung und das Leitbild, das den empathischen Zugang zur subjektiven Realität und Gefühlswelt des Demenzkranken in den Mittelpunkt stellt, sind in beiden Formen der Validation gleich (vgl. Erlemeier 1998, S. 196).

Reminiszenz-Therapie

Die Reminiszenz-Therapie (REM) ist eine spezielle Ausrichtung der Erinnerungsarbeit und wurde vor allem für die Gruppe der Menschen mit Demenz und Depression entwickelt. Es orientiert sich an dem 1958 von Robert N. Butler entwickelten Therapieprogramm für Patienten mit psychiatrischen Störungen (vgl. KDA 2001, S. I/59). Butler nimmt an, dass die Lebensrückschau kein Regressionsprozess wie bei N. Feil[56] ist, sondern ein kreativer Prozess, der darauf ausgerichtet ist, zur Ich-Integrität zu gelangen. Die Aufarbeitung ungelöster Konflikte ist die zentrale Aufgabe des hohen Alters und wird als Antwort auf die Konfrontation mit Krankheiten und Tod betrachtet. Butler ist der Meinung, dass der Rückblick auf das vergangene Leben auf jeden Fall stattfindet, deswegen sollte man diese Erinnerungen begleiten und nicht übergehen.

Die Durchführung der Therapie erfolgt in offenen oder geschlossenen Gruppen. Das Gespräch verläuft mit Themenvorgaben, die an den chronologischen Lebenslauf angelehnt ist. Vorteile der Reminiszenz-Therapie sind der Aufbau von Sozialkontakten, die Relativierung des eigenen Schicksals und die Anteilnahme am Leben anderer. REM soll eine zeitliche Orientierungshilfe

---

[56] Siehe Kapitel *Validation*

darstellen. Die Lebenserinnerungen sollen therapeutisch genutzt und die Betroffenen in Krisensituationen unterstützt werden. Bei einigen ausgewerteten Studien wurden positive Ergebnisse festgestellt. Positive Effekte waren z.b. erhöhtes Interesse, Interaktion, soziales Verhalten, Stimmungsaufhellung, Anregung kognitiver Funktionen und die Minderung von Aggression, Unruhe etc. (vgl. KDA 2001, S. I/60). Es gibt allerdings keine Ergebnisse dazu, ob oder wie lange diese Effekte anhalten, obwohl auch Veränderungen außerhalb der Gruppensitzungen beobachtet wurden. Durch REM können die Mitarbeiter die Betroffenen besser kennen lernen, was sich positiv auf eine individuelle Pflege, Förderung und Begleitung auswirken kann (vgl. KDA 2001, S. I/61).

Selbst-Erhaltungs-Therapie

Die Selbst-Erhaltungs-Therapie (SET) hat zum Ziel, die Betroffenen beim Erhalt ihrer Identität, dem Wissen um das eigene Selbst zu unterstützten (vgl. Klie 2002, S. 51). Das emotionale Gleichgewicht soll wieder hergestellt und depressive Reaktionen verringert werden (vgl. KDA 2001, S. III/88). Der theoretische Hintergrund beruht auf der Annahme, dass das Selbst ein zentrales kognitives Schema darstellt, welches Informationen aufnimmt, verarbeitet und behält. Durch diese Verarbeitung ist es Menschen möglich, Situationen einzuordnen, auf Basis der Erfahrungen Entscheidungen zu treffen und sich zu orientieren. Es wird angenommen, dass ein Abnehmen dieses Prozesses (z.B. durch dementielle Erkrankungen) zu einem schwindenden Selbst und damit die personale Kontinuität zu psychischem Leiden, Aggressionen und Depressionen führt. Zieht sich ein Mensch zurück, entstehen erlebnisarme Lebensbedingungen, die das Identitätsgefühl bedrohen können (vgl. KDA 2001, S. III/89). Durch die SET sollen in alltäglichen Situationen die Fähigkeiten und Stärken, aber auch Schwächen kennen gelernt werden (vgl. KDA 2001, S. III/90). Bei dem selbstnahen Wissen handelt es sich um Aspekte des Lebens, die dem Menschen persönlich sehr wichtig waren (vgl. KDA 2001, S. III/91). Im Vordergrund stehen Erinnerungen, Fähigkeiten, Vorlieben und Interessen, die sich ein Leben lang entwickelt haben und zu seinem Selbst gehören (vgl. KDA 2001, S. III/90). Hierbei wird sich einer ausgeprägten Beschäftigung mit der Biographie des Betroffenen bedient. Durch das Erzählen von persönlichen Erlebnissen wird nicht nur eine Festigung des Wissens über sich selbst, sondern auch eine Stärkung des Selbstvertrauens durch die Erinnerung an die im Leben vollbrachten Leistungen bewirkt (vgl. Klie 2002, S. 51). Dieses Training beinhaltet auch das Üben von noch erhaltenen Fähigkeiten, durch welches kommenden Beeinträchtigungen entgegengewirkt werden soll. Mit dem Menschenbild der SET wird eine generelle Sensibilisierung auf das Selbst eines Menschen verfolgt und Antriebe und Wünsche werden verständlich gemacht (vgl. KDA 2001, S. III/93). Weiterhin fördert allein das Erzählen die Verbesserung der Hirnfunktionen (vgl. Klie 2002, S. 51).

Psychobiografisches Pflegemodell

Das psychobiografische Pflegemodell von Böhm geht davon aus, dass problematische bzw. herausfordernde Verhaltensweisen von alten Menschen erklärbar sind, wenn wir sie aufgrund ihrer emotionalen Biografie verstehen lernen (vgl. KDA 2001, S. I/69). Nach tiefenpsychologischen Ansätzen zufolge werden Menschen in ihren ersten Lebensjahren in ihren Verhaltensweisen und dem dazugehörigen Gefühl grundlegend geprägt (vgl. KDA 2001, S. I/70). Durch positive oder negative Situationen können sie in diese Zeit zurück regredieren (vgl. KDA 2001, S. I/68). Bei der Psychobiografie steht im Gegensatz zur herkömmlichen Biografie nicht der chronologische Lebenslauf im Vordergrund sondern der emotionale. Es stellt sich nicht die Frage, was ein Mensch in seinem Leben getan hat, sondern warum ein Mensch etwas getan hat und heute noch tut (vgl. KDA 2001, S. I/70). Für die praktische Umsetzung und den Umgang mit dementen Menschen ist es erforderlich, die Zeitgeschichte dieser Menschen zu erforschen. Aus dem so genannten Zeitgeist von „Damals" und der emotionalen Biografie werden auffällige Verhaltensweisen interpretiert (vgl. KDA 2001, S. I/70). Böhm teilt das Erleben von Menschen mit Demenz in sieben Stufen ein. Auf jeder dieser Stufen kann man den Menschen auf eine andere Art emotional erreichen. Es sollen Impulse gesetzt werden, die Menschen mit Demenz von einer geistigen Interaktionsstufe in eine nächst höherer Interaktionsstufe bringen sollen (vgl. KDA 2001, S. I/71). Mit Hilfe eines speziellen Dokumentationssystems können die jeweiligen Interaktionsstufen dieser Menschen errechnet sowie die psychobiografische Pflegeplanung nach Böhm durchgeführt werden (vgl. KDA 2001, S. I/73).

Ziele des psychobiografischen Pflegemodells sind die Aktivierung der Betroffenen um ihren Rückzug zu verhindern, die Symptome der Krankheit zu lindern und ihre Lebensqualität zu erhöhen (vgl. KDA 2001, S. I/68).

Personenzentrierter Ansatz als Methode zum Erhalt der Subjektivität

Der personenzentrierte Ansatz von Kitwood stellt eine nicht rein biografieorientierte Methode sondern eher eine bestimmte Haltung gegenüber demenzkranken Menschen dar. Ich möchte diesen Ansatz trotzdem im Rahmen von biografischen Methoden erwähnen, da der Schwerpunkt dabei auf der Erhaltung und Stützung der jeweiligen Subjektivität und Persönlichkeit der Menschen in seiner Einzigartigkeit liegt.

Theoretische Grundlage der personenzentrierten Pflege ist die Überlegung, was es heißt, eine „Person" zu sein, bzw. welchen Wert „Person-Sein" für einen Menschen hat. Schon der Philosoph Immanuel Kant argumentierte, dass das Prinzip des Respekts vor Personen dem Leben des Menschen als soziales Wesen einen Sinn gibt. In der Sozialpsychologie wird Person-Sein vor allem mit Einnehmen und Ausfüllen sozialer Rollen, Integrität, Kontinuität und Stabilität des Selbstgefühls in Zusammenhang gebracht (vgl. Kitwood 2002, S. 26). Den Begriff des Person-Seins umschreibt Kitwood wie folgt: „Es ist ein Stand oder Status, der dem einzelnen Menschen im Kontext von Beziehung und sozialem Sein von anderen verliehen wird. Er impliziert Anerkennung, Respekt und Vertrauen" (Kitwood 2002, S. 27).

Je mehr die neurologische Beeinträchtigung voranschreitet, desto mehr sind die Betroffenen darauf angewiesen, erleichternde Ergänzungen bei „abgerissenen Handlungsprogrammen" zu erfahren und somit in ihrem Person-Sein unterstützt zu werden (vgl. Müller-Hergl 2001, S. 253). Im Unterschied zu Menschen mit intakter innerer Struktur lebt die Subjektivität bei Menschen mit Demenz immer mehr davon, Wertschätzung gespiegelt, Beschäftigung und Arbeit angeboten zu bekommen, in Gemeinschaft geführt und begleitet zu werden und in der Konstanz von Personen, Strukturen und individuellen Routinen, Sicherheit und Geborgenheit zu erfahren (vgl. Müller-Hergl 2001, S. 253).

Häufig wird über Menschen mit Demenz gesagt, dass „sie sich verlieren" oder dass sich ihre Persönlichkeit verändert. Kitwood bezweifelt auch nicht, dass einige Fähigkeiten im Verlauf der Demenz verloren gehen und dass Stimmungs- und Verhaltensmuster verändert werden, aber er interpretiert diese Veränderungen als Verlust von Ressourcen und als Zusammenbruch psychischer Abwehrmechanismen. Er spricht von einer Kontinuität der Persönlichkeit bei der einige Merkmale, die immer schon präsent waren, jetzt in einer übertriebenen oder deutlicheren Form auftreten. Eine Ausnahme stellt die Frontallappen-Demenz dar. Personen, bei denen eindeutig ein erheblicher

Verlust an Neuronen in den Frontallappen des Gehirns nachgewiesen wurde, neigen zu einer drastischen Verschlechterung der Symptomatik und verändern somit gravierend das Verhalten (vgl. Kitwood 2002, S. 56). Generell ist aber davon auszugehen, dass das Person-Sein erhalten bleibt, dies gilt auch für Menschen mit schwerer Demenz.

Bei der personenzentrierten Pflege wird der Mensch in seiner Subjektivität gesehen und in seiner Individualität unterstützt. Es geht darum den Menschen mit seinen vorhandenen Fähigkeiten zu betrachten und diese zu fördern. Dazu gehört auch die Überzeugung, dass alles, was ein Mensch mit Demenz sagt und tut, einen Sinn hat. Demzufolge werden „problematische" Verhaltensweisen wie beispielsweise Aggression als „herausforderndes" Verhalten und als Handlungs- und Kommunikationsversuch betrachtet. Es geht darum, dieses Verhalten zu verstehen und nicht zu sanktionieren. Die dahinter liegenden Bedürfnisse sollen erkannt und dementsprechend soll gehandelt werden (vgl. KDA 2001, S. III/3). Erfahrungsgemäß nimmt ein „herausfordernde Verhalten" in Form von Verhaltensauffälligkeiten in einem personenunterstützten Milieu erheblich ab (vgl. Müller-Hergl 2001, S. 253).

Fazit

Biografisches Wissen stellt eine essentielle Grundlage in der Arbeit mit demenzkranken Menschen dar. Aus der Biografie erschließen sich Verhaltensweisen und Äußerungen der Demenzkranken und gibt den umgebenden Personen die Möglichkeit diese Menschen ganzheitlich mit einer eigenen Persönlichkeit kennenzulernen und wahrzunehmen sowie auf individuelle Bedürfnisse einzugehen. Das Individuum steht dabei im Mittelpunkt und nicht die Defizite oder das Krankheitsbild. Für demente Menschen stellt die Erinnerung an die Vergangenheit eine wichtige Ressource dar, da das Langzeitgedächtnis auch während des Krankheitsverlaufs am wenigsten beeinträchtigt ist. Ein wichtiges Ziel der biografieorientierten Methoden ist es, die Identität, die durch die Erkrankung Demenz bedroht ist, zu erhalten. Dazu werden sogenannte "identitätsstabilisierende" Interventionen eingesetzt, welche den Erhalt des personalen Selbst anstreben. Dies kann bspw. in Form von den in Kapitel 4 genannten biografieorientierten Ansätzen und Methoden erfolgen.

Auch wenn wissenschaftliche Nachweise für die positiven Effekte von Biografie- oder Erinnerungsarbeit eher dürftig ausfallen, bietet die Biografiearbeit einige Vorteile. In einzelnen Studien zeigen sich tendenziell positive Wirkungen der Erinnerungspflege, sowohl für die Demenzkranken als auch für die Pflegenden. Es wird über eine signifikante Verbesserung der Stimmung, signifikante Reduktion der Depressivität und Abnahme von Verhaltensauffälligkeiten (Unruhe, Aggressivität, unkooperatives Verhalten, Antriebsmangel) berichtet (vgl. KDA 2001, S. I/60 und Gereben/Kopinitsch-Berger 1998, S. 19 ff.). Zusätzlich zeigen sich auch positive Ergebnisse in Bezug auf die Kommunikationsfähigkeit (vgl. Kitwood, 2000, S. 88). Durch das Interesse an der Lebensgeschichte kann bei den alten Menschen das Selbstwertgefühl gestärkt sowie positive Erinnerungen reaktiviert werden. Jedoch kann auch eine Konfrontation mit Defiziten ausgelöst werden und negative und schmerzliche Erinnerungen geweckt werden. Deswegen sollten bestimmte Themen nur mit einer gewissen Sensibilität angesprochen werden und die Privatsphäre der Menschen gewahrt werden. Eine unbedingte Voraussetzung ist deshalb die Freiwilligkeit des Erzählens (oder des „Darüber-Sprechens") sowie das Einschätzen der Reaktion auf Fragen über die eigene Lebensgeschichte. Dabei ist eine Überforderung durch penetrantes Fragen bei Demenzkranken möglichst zu vermeiden.

Vor allem bei demenzkranken Menschen können durch biografische Kenntnisse vorhandene Interessen reaktiviert und stimuliert werden und durch Informationen über Vorlieben und Gewohnheiten Aktivitäten und Beschäftigungsangebote individueller ausgewählt werden.

Durch geteilte Erinnerungen kann auch ein Gemeinschaftsgefühl und eine Atmosphäre des Vertrauens entstehen, welches Sicherheit bietet. Außerdem werden die Kommunikation und die soziale Kontaktaufnahme gefördert und die Rückbesinnung auf Erfolge und Leistungen im vergangenen Leben kann die Selbstachtung stärken.

Zusammenfassend stellt die Biografiearbeit einen wichtigen Aspekt in der Betreuung von demenzkranken Menschen dar. Dadurch besteht die Möglichkeit die Beziehung zum Betroffenen lebendig zu gestalten und individuelle Bedürfnisse zu berücksichtigen, auch wenn beim betroffenen Menschen eine „sinnvolle" Kommunikation kaum noch möglich ist.

Das folgende Gedicht soll die Bedeutsamkeit der Biografie bei alten und pflegebedürftigen Menschen nochmals verdeutlichen:

Was seht Ihr, Schwester?

Schwester, was seht Ihr, was seht Ihr?

Was seht Ihr, wenn Ihr mich anseht?

Eine verbitterte, verwirrte alte Frau, nicht sehr weise, unsicher in ihrem Verhalten, ihren Bewegungen, mit leeren, weitblickenden Augen.

Eine Frau, die beim Essen sabbert.

Eine Frau, die keine Antwort gibt, wenn Du mit lauter Stimme sagst:

Ich möchte, dass Sie es versuchen!

Sie scheint Dinge um sie herum nicht zu bemerken.

Sie scheint immer etwas zu vermissen, verloren zu haben,

einen Strumpf, einen Schuh oder irgendetwas anderes.

Sie lässt Dich tun, was Du willst, ob sie will oder nicht.

Mit Baden und Füttern wird der Tag ausgefüllt.

Ist es das, was Du denkst, was Du siehst?

Dann öffne Deine Augen, Schwester1

Du siehst mich gar nicht!

Oft will erzählen, wer ich bin, auch wenn ich hier so still sitze, gewöhnt an Deine Befehle, Deinen Willen über mich ergehen zu lasse, alles schlucke.

Ich will erzählen, wer ich bin, auch wenn ich hier so still sitze,

gewöhnt an Deine Befehle, Deinen Willen über mich ergehen lasse, alles schlucke.

Ich bin ein kleines Kind, eines von zehn Kindern, mit Vater und Mutter, Brüdern und Schwestern, die einander lieb haben.

Ein junges Mädchen von 16 Jahren mit Flügeln an den Füßen, träumend, dass es bald einen Liebhaber finden oder treffen wird.

Eine Braut schon mit 20 Jahren – mein Herz macht einen Sprung, wenn ich an den Treueschwur denke, den ich versprach zu halten.

Mit 25 Jahren habe ich eigene Kinder, die mich brauchen, die ich beschützen muss.

– Glückliches Zuhause! –

Eine Frau von 30 Jahren, meine Kinder werden nun schnell groß. Sie gehen dauernde Bindungen ein.

Mit 40 Jahren, meine Söhne sind nun erwachsen und wollen eigene Wege gehen.

Aber mein Mann ist noch bei mir und nimmt mir die große Traurigkeit.

Mit 50 Jahren, wieder spielen Kinder um mich herum; wir lieben sie, und sie lieben uns.

Schwere Tage kommen über mich. Mein Mann stirbt.

Ich sehe in die Zukunft. Es schaudert mich vor Angst und Schrecken. Meine Kinder sind mit ihrem eigenen Leben und der Erziehung ihrer eigenen Kinder beschäftigt.

Ich denke an die Jahre und die Liebe, die ich erlebt habe.

Nun bin ich eine alte Frau. Die Natur ist grausam. Sie scheint sich über das Alter lustig zu machen.

Der Körper ist verschrumpelt, Anmut und Kraft sind dahin. Da, wo früher ein Herz war, ist jetzt ein Stein. Aber im Innern dieser alten Hülle wohnt immer noch das junge Mädchen. Und

jetzt und immer wieder schwillt mein mitgenommenes Herz.

Ich denke an die Freude, ich denke an den Schmerz, und ich liebe das Leben, immer, immer wieder.

Ich denke an die wenigen Jahre, die zu schnell vergangen sind.

Ich nehme die nackte Tatsache hin – nichts kann immer dauern!

Schwester, öffne die Augen! Öffne sie und sieh!

Schau nicht auf irgendeine unsichere alte Frau.

Schau ganz genau – schau mich an!

(Text einer 99-jährigen Frau aus Schottland)

Literaturverzeichnis

Bundesministerium für Familie, Senioren, Frauen und Jugend (Hrsg.): Vierter Bericht zur Lage der älteren Generation in der Bundesrepublik Deutschland: Risiken, Lebensqualität und Versorgung Hochaltriger unter besonderer Berücksichtigung demenzieller Erkrankungen. Berlin: 2002

Deutsche Alzheimer Gesellschaft e.v.: Stationäre Versorgung von Alzheimer-Patienten: Leitfaden für den Umgang mit demenzkranken Menschen. 4. aktualisierte Aufl. Berlin: Deutsche Alzheimer Gesellschaft 2003

Erlemeier, N.: Alternspsychologie. Grundlagen für Sozial- und Pflegeberufe. Münster, New York, München, Berlin: Waxmann 1998

Feil, N.: Validation: ein Weg zum Verständnis verwirrter alter Menschen. 7. Aufl. München: Ernst Reinhardt Verlag 2002

Franke, L.: Pflege und Betreuung Demenzkranker. In: Wächtler, C. (Hrsg.): Demenzen: frühzeitig erkennen, aktiv behandeln, Betroffene und Angehörige effektiv unterstützen. 2., aktualisierte und erw. Aufl. Stuttgart, New York: Georg Thieme 2003

Fuchs-Heinritz, W.: Biografische Forschung. Wiesbaden: Westdeutscher Verlag 2000

Gereben, C./Kopinitsch-Berger, S.: Auf den Spuren der Vergangenheit. Anleitung zur Biografiearbeit mit älteren Menschen. Wien: Verlag Wilhelm Maudrich 1998

Kitwood, T.: Demenz. Der personenzentrierte Ansatz im Umgang mit verwirrten Menschen. Bern: Hans Huber 2002

Klie, T.: Wohngruppen für Menschen mit Demenz. Hannover: Vincentz Verlag 2002

Klingenberger, H.: Lebensmutig. München: Don Bosco. 2001

Kuratorium Deutsche Altershilfe (Hrsg.): Qualitätshandbuch Leben mit Demenz. Zugänge finden und erhalten in der Förderung, Pflege und Begleitung von Menschen mit Demenz und psychischen Veränderungen. Köln: Kuratorium Deutscher Altershilfe 2001

Laade, H.: Betreuung Demenzkranker – Wünsche an Hausarzt und die professionellen Helfer aus Sicht der Betroffenen. In: Wächtler, C. (Hrsg.):

Demenzen: frühzeitig erkennen, aktiv behandeln, Betroffene und Angehörige effektiv unterstützen. Stuttgart, New York: Georg Thieme 2000

Leptihn, T.: Guter Wille allein reicht nicht: Leitfaden für ein gerontopsychiatrisches Pflegekonzept. Bonn: Psychiatrie-Verlag 1996

Malteser Trägergesellschaft gGmbH: Wohnen und Leben können mit Demenz. Köln 2002

Müller-Hergl, Ch.: Demenz zwischen Angst und Wohlbefinden: Positive Personenarbeit und das Verfahren des Dementia Care Mapping. In: Tackenberg, P., Abt-Zegelin, A.: Demenz und Pflege. Eine interdisziplinäre Betrachtung. Frankfurt/M.: Mabuse-Verlag 2001

Opitz, H.: Biographie-Arbeit im Alter. Würzburg: Ergon Verlag. 1998

Weingandt, B.: Biografische Methoden in der Geragogik –qualitative und inhaltsanalytische Zugänge. Köln: Kuratorium Deutsche Altershilfe 2001

Einzelbände

Thomas Braun: Die (Alters-) Krankheit Demenz aus neurowissenschaftlicher Perspektive – Ein Überblick über das Erscheinungsbild und den Verlauf der Demenz, insbesondere der Demenz vom Alzheimer-Typ
ISBN: 978-3-638-85177-0

Valerie Grimm: Möglichkeiten und Herausforderungen bei der Versorgung von Demenz-Patienten im Pflege- und Gesundheitssektor
ISBN: 978-3-656-52706-0

Christian Schneider: Die Beschreibung des Konzeptes der „Basalen Stimulation" anhand der Erkrankung Demenz
ISBN: 978-3-656-49968-8

Cornelia Suchan: Biografiearbeit bei Menschen mit Demenz
ISBN: 978-3-640-70801-7